Ich widme dieses Buch allen Menschen, die in ihrem Leben aufgrund eines schweren Schicksalsschlages kämpfen mussten oder immer noch kämpfen müssen. Ich bewundere Euch!

Zudem widme ich dieses Buch sämtlichen Hunden in dieser Welt – Liebe meines Lebens!

Ergotherapie mit Hunden

Mein Weg von der Ergotherapeutin zur eigenen tiergestützten Ergotherapie-Praxis

INHALT

KAPITEL EINS

Vom Hund zum Mensch:

Ergotherapie und tiergestützte Intervention

Die gemeinsame Geschichte von Hund und Mensch ist viele Zehntausend Jahre alt und reicht vermutlich 150.000 Jahre zurück, die Beziehung zum Wolf sogar bis zu einer halben Million Jahre, wie archäologische Funde ahnen lassen. Der Hund war unser erstes Haustier und er hat sich mit uns entwickelt, bis hin zum modernen Menschen. Die Beziehung zu Hunden ist uns also in unsere Gene eingeschrieben – kein Wunder, dass viele kognitive Prozesse in unseren Gehirnen denen der Hunde ähneln. In der gemeinsamen Entwicklung hat der Hund gelernt, uns Menschen besser zu lesen, als ein Psychologe es könnte. Jeder Hundebesitzer kennt vermutlich das Phänomen, dass der Hund schon aufsteht, wenn man selbst nur an das „Gassigehen“ gedacht hat, ganz so, als könnte er unsere Gedanken lesen. Nun, das kann der Hund tatsächlich, und zwar, indem er Mimik, Muskeltonus, Bewegungsmuster und Stimme seiner Bezugsperson genau analysiert und daraus Botschaften ableitet.

Bereits im 19. Jahrhundert schrieb der Dichter Christian Friedrich Hebbel: „Der Hund ist der sechste Sinn des Menschen", und traf damit den berühmten Nagel auf den Kopf. Dass der Hund für den Menschen ein ganz besonderes Geschöpf ist, stand schon für die alten Römer außer Frage, doch erst in jüngerer Zeit gelingt es Studien, die zahlreichen positiven Effekte, die der Hund auf uns Menschen hat, auch zu belegen. Die gemeinsame Geschichte von Hund und Mensch reicht so lange zurück, dass wir uns im Laufe der Jahre perfekt aneinander angepasst haben. Ohne uns gäbe es den heutigen Hund nicht, denn durch Selektion haben wir bereits in der Jungsteinzeit damit begonnen, seine Evolution zu beeinflussen, lange vor dem Beginn der Rassehundzüchtung im 19. Jahrhundert.

Die Sinne des Hundes sind bemerkenswert. Mehr als 200 Millionen Geruchsrezeptoren darf ein Hund sein Eigen nennen, der Schäferhund sogar 220 Millionen. Hunde riechen im Vergleich eine Million Mal besser als Menschen, sie können sogar „stereo" riechen, also zwei unterschiedlichen Gerüchen folgen. Unterstützt wird diese Fähigkeit von einem riesigen „Riechhirn". Manchen von uns mag das peinlich sein, doch der Hund weiß dank seiner Nase besser über uns Bescheid als wir selbst oder unser Partner. Hunde können den Anstieg von Adrenalin riechen, wenn wir Angst haben, unsere Sexualhormone und die Buttersäure in unserem Schweiß, ja sogar Krebs in unserer Atemluft.

Ihr Hörspektrum ist doppelt so groß wie das unsere, unterstützt wird es durch ihre drehbaren Ohren, die jedes Geräusch einfangen. Schon ganz zu Anfang der Beziehung zwischen Wolf und Mensch – irgendwann in der grauen Jungsteinzeit, als einsame Jäger am Feuer saßen und den wilden Wölfen ein paar Brocken zuwarfen, sodass diese entschieden, in der Nähe der Menschen zu bleiben – warnte die Reaktion der Wölfe den Menschen vor drohender Gefahr.

Hunde sehen sehr viel besser als gemeinhin angenommen – und das keineswegs nur in Schwarz-Weiß. Vermutlich haben sie, wie viele Menschen, nur eine Schwäche beim Sehen von Rot und Grün. Dafür besitzen sie jedoch ein 240-Grad-Gesichtsfeld und sehen so Dinge, die uns wiederum verborgen bleiben.

Ihre Vibrissen sind empfindlich für Vibrationen, und die wohl erstaunlichste Fähigkeit der Hunde ist, dass sie das Magnetfeld der Erde wahrnehmen können, wie Zoologen der Universität Duisburg-Essen herausgefunden haben. Am liebsten verrichten Hunde ihr Geschäft in Nord-Süd-Richtung.

Diese und noch weitere Fähigkeiten machen den Hund für uns zum perfekten Gefährten, zum Begleiter, Kuscheltier, Bewacher und Hirten.

Hunde waren schon immer mehr als bloße Nutztiere. In einer Höhle in Israel etwa fanden Archäologen jüngst ein 12.000 Jahre altes Grab. In den knöchernen Armen des Begrabenen befanden sich die Reste eines Hundewelpens.

Ein ähnlicher Fund in Oberkassel in der Nähe von Bonn dokumentiert, dass Menschen in Mitteleuropa schon vor 14.000 Jahren ihre Hunde mit in ihre Gräber legen ließen – ein Beleg für die absolute Sonderstellung, die die Hunde unter den domestizierten Tieren einnehmen. Das Zusammenleben von Mensch und Hund reicht jedoch sehr viel weiter zurück, wie Funde in der Höhle von Razboimichya im Altai-Gebirge beweisen. Dort lebten die sogenannten Cro-Magnon-Menschen und mit ihnen bereits domestizierte Wölfe im Übergang zum Hund, wie die verkürzten Schnauzen in den Knochenfunden zeigen.

Wie genau der Wolf zum Hund wurde, darüber streiten die Wissenschaftler noch, fest steht, dass die sogenannten „Hauswölfe", also jene, die sich konsequent in der Nähe von Menschen aufhielten, einen Vorteil gegenüber den wildlebenden hatten, denn sie profitierten von der besseren Verwertbarkeit des gekochten Essens und von der Wärme des Feuers. Die Menschen lernten bald, die Fähigkeiten des Hundes für sich einzusetzen – und zwar unabhängig voneinander an verschiedenen Orten der Welt – in Afrika, in Amerika, in Asien und in Europa. Mit keinem Tier verbindet uns also eine so lange und intensive Geschichte wie mit dem Hund.

Doch der Hund ist noch viel mehr als nur ein guter Bewacher, Hirte oder Jäger: In seiner Fähigkeit, sich auf uns einzulassen, ist der Hund einzigartig, denn es ist ein Verhalten, das angeboren ist und nicht erst erlernt wird. Aus diesem Grund geben Hunde uns das Gefühl, uns zu verstehen, auf eine Art, wie es kaum einem Menschen möglich ist.

Studien belegen, dass wir länger und gesünder leben, wenn wir einen Hund haben. Wir erholen uns nach einer Krankheit oder einem Unfall schneller und die Lebensqualität von Hundehaltern ist höher als die von Menschen ohne Hund. Der Hund macht uns also durch seine pure Anwesenheit ein wenig gesünder und glücklicher:

- Die Nähe eines Hundes senkt die Konzentration von Stresshormonen wie Kortisol und Adrenalin, die für eine ganze Reihe schwerer, chronischer Erkrankungen verantwortlich sind und unser Immunsystem schwächen.

- Parallel dazu erhöhen sich die Werte von Kuschel- und Wohlfühlhormonen wie Dopamin, Endorphinen und Oxytocin. Das stärkt unsere psychischen und physischen Abwehrkräfte.
- Hunde verhindern Einsamkeit und beugen Depressionen vor, sie geben Selbstvertrauen, motivieren und bestärken.
- Das Beste daran: Das alles tun sie ohne Nebenwirkungen.

Mit dieser Aufzählung ist das heilende Potenzial von Hunden noch immer nicht ausgeschöpft. Die USA sind wie so oft Vorreiter, wenn es darum geht, die fantastischen Eigenschaften, die Hunde von Geburt an mitbringen, für den Menschen gewinnbringend einzusetzen. Dort werden Hunde zuerst zu „Assistenzhunden" ausgebildet, die in der Lage sind, bei einem epileptischen Anfall Hilfe zu holen, Lichtschalter anzuknipsen oder Türen zu öffnen. Doch ganz egal, ob es sich um einen ausgebildeten Hund handelt oder nicht, generell verfügen Hunde über außergewöhnliche Fähigkeiten, die wir Menschen erkannt haben und einsetzen. So können Hunde vermisste Personen aufspüren, Verschüttete retten, sie arbeiten bei der Polizei und beim Grenzschutz, erschnüffeln Sprengstoff oder Drogen oder helfen kranken und behinderten Menschen im Alltag. Sogar Hunde ohne eine spezielle Ausbildung bewirken für ihre Frauchen und Herrchen oft wahre Wunder. Die mehrfach ausgezeichnete BBC-Dokumentation „Faszination Hund – unser Partner mit dem sechsten Sinn" oder die 13-teilige TV-Doku „Helden auf vier Pfoten – Extraordinary Dogs", die erfolgreich bei VOX in Kooperation mit der Zeitschrift „Ein Herz für Tiere" produziert wurde, zeigen die außergewöhnlichen Leistungen der intelligenten Vierbeiner.

Der Hund als Therapeut? Das klingt zuerst einmal ziemlich ungewöhnlich, doch tatsächlich ist genau das in den USA und Kanada bereits weit verbreitet und anerkannt. Und das aus gutem Grund: Seit vielen Tausenden Jahren ist der Hund der Begleiter des Menschen, er verwandelte sich durch die Nähe zu den Zweibeinern vom wilden Wolf zum zuverlässigen Beschützer, Wächter, Jäger, Lasttier und zum besten Freund. Das ganze Wesen des Hundes ist auf uns ausgerichtet, niemand kennt uns besser als er. Warum also sollte er uns nicht auch beistehen, wenn eine Krankheit oder ein Unfall unser Leben dauerhaft verändert?

DIE URSPRÜNGE DER TIERGESTÜTZTEN THERAPIE

Das Interesse an tiergestützter Therapie ist in den vergangenen Jahren kontinuierlich gewachsen, wie allein die Fülle an Büchern und Publikationen zu dem Thema beweist. Besonders in der Arbeit mit Hunden zeigen sich in allen Bereichen intensive Entwicklungen, ob in der Forschung, der Hundepsychologie, der Ausbildung oder dem Einsatz. Der moderne Mensch hat den Bezug zu Natur und Tier häufig verloren, im stressigen Arbeits- und Stadtleben bleibt dafür keine Zeit. Spätestens der Krankheitsfall aber bringt uns dazu, uns auf unsere Wurzeln zurückzubesinnen. Seit Anbeginn der Menschheitsgeschichte leben Mensch und Tier zusammen, wir haben Tiere domestiziert und in ihre Entwicklung eingegriffen, nirgendwo zeigt sich das so eindrucksvoll wie am Beispiel des Hundes. Der Hund kann daher ein wichtiger Schlüssel zu unseren inneren Heilungskräften sein, ein Potenzial, dessen Ausschöpfung gerade erst begonnen hat, obwohl die Geschichte zeigt, dass die heilende und stärkende Wirkung der Interaktion mit Tieren schon im frühen Mittelalter bekannt war und beispielsweise in der Reittherapie eingesetzt wurde. Einer der Pioniere der tiergestützten Therapie und Pädagogik war der New Yorker Kinderpsychologe Boris Levinson, der Mitte der 1960er Jahre entdeckte, dass ihm seine kleinen Patienten schneller vertrauten, wenn sein Golden Retriever „Jingles" anwesend war.

Mein Buch ist weder eine schrittweise Anleitung für den Einsatz von Therapiebegleithunden – von diesen Büchern gibt es bereits eine ganze Reihe – noch ist es ein weiteres Buch über Hundepsychologie. Stattdessen soll es Angehörigen und Betroffenen einen Überblick über die Arbeit der tiergestützten Therapie mit Hunden bieten, Berufsanfängern einen Einstieg in die Thematik und allen Interessierten reichlich Informationen, die sie an anderer Stelle noch vertiefen können. Es erhebt keinen Anspruch auf Vollständigkeit und kann nicht alle Bereiche der tiergestützten Therapie mit Therapiebegleithunden abdecken, dafür wird an vielen Stellen auf aktuelle und weiterführende Literatur verwiesen.

ÜBER DIESES BUCH

Dieses Buch ist kein klassisches Sachbuch, im Gegenteil: Es erzählt meine ganz persönliche Geschichte von meinem Weg zur tiergestützten Ergotherapie mit allen Höhen und Tiefen, von den tierischen und menschlichen Begleitern und vor allem von den Menschen, denen ich bei meiner Arbeit begegne. Ihre Reaktionen und Fortschritte sind der tägliche Beweis dafür, dass wir in der Tat gerade erst anfangen zu begreifen, wie viel Positives Tiere im Allgemeinen und Hunde im Besonderen bei Kranken und Behinderten und sogar in der Prävention bewirken können. In diesem Buch stehen die Menschen im Mittelpunkt und das, was sie mit meinen Hunden erleben. Es soll ein Buch sein, das Mut macht, sich auf tiergestützte Interventionen einzulassen und diese wertvolle Ressource zu nutzen. Außerdem haben Hunde keine Nebenwirkungen, die mit denen von Medikamenten vergleichbar sind, – der Gewinn durch die Arbeit mit ihnen allerdings ist enorm, wie die folgenden Kapitel zeigen werden.

MEIN LEBEN MIT HUNDEN

Als ich 2008 nach dem Abschluss meiner Ausbildung zur staatlich anerkannten Ergotherapeutin im Zuge meiner Arbeit zum ersten Mal auf das Thema tiergestützte Interventionen – dem Oberbegriff für alle Formen von Begleitung und Therapie mit Tieren – stieß, war ich sofort begeistert. Ich bin mit Hunden aufgewachsen und jeder von ihnen, obgleich inzwischen verstorben, gehört zu meiner Lebensgeschichte wie ein Familienmitglied oder ein guter Freund. Die Liebe zu Hunden habe ich vermutlich von meiner Mutter übernommen. Sie hatte eine klare Planung für unsere Familie: Zuerst schaffte sie einen Hund an – ein Boxer namens Wingo – und dann, nur eine Woche danach, kam zuerst mein Bruder Kai auf die Welt und schließlich, drei Jahre später, wurde ich geboren.

Wingo begrüßte mich, als meine Mutter nach der Entbindung mit mir nach Hause kam, und verstand sofort, dass da nun ein neuer kleiner Mensch zu seinem Rudel gehörte. Er war bei mir, als ich auf allen vieren die Welt zu erkunden begann, er beschützte mich und schmuste mit mir, und als ich meine ersten Schritte machte, hielt ich mich an seinem Fell fest, was er mit freundlicher Gelassenheit aushielt. Er tobte und spielte mit uns und anschließend schliefen wir zusammen auf der Couch ein. Seine Anwesenheit beruhigte mich, gab mir Selbstvertrauen und vor allem das Gefühl, dass es außer meinen Eltern noch jemanden gab, der mich uneingeschränkt liebte, ganz gleich, ob ich nun fröhlich, trotzig oder quengelig war.

Noch heute erzählt meine Mutter eine Geschichte, die sich ereignete, als ich noch ganz klein war, vielleicht zwei oder drei Jahre alt. Meine Mutter war in der Küche mit dem Wegräumen von Einkäufen beschäftigt, als ihr auffiel, dass sie mich nicht sah. Sie fand mich im Flur mit einer Tüte Haribo, die ich aus der Einkaufstüte stibitzt hatte. Vor mir saß, schwanzwedelnd, Wingo, den ich mit den Haribos fütterte und dabei sagte: „Einen für Wingo, einen für die Verena.“ Dabei steckte ich abwechselnd mir selbst eine Süßigkeit in den Mund und hielt anschließend Wingo eine hin, die er natürlich nur allzu gerne verspeiste.

Aus der Bindungstheorie weiß man, wie wichtig diese Erfahrung gerade für ganz kleine Kinder ist, um später angstfreie und resiliente Erwachsene zu werden. Auf Wingo, der verstarb, als ich acht Jahre alt war, folgte Haro, ein Beagle, der leider viel zu früh von einem Auto überfahren wurde. Damals war ich 13. Während ich den Tod unseres ersten Hundes als Achtjährige noch nicht bewusst mitbekommen hatte, sah es bei Haro ganz anders aus. Der Tod unseres Beagles war eine einschneidende Erfahrung für mich. Abschiednehmen und Trauer gehören zum Leben dazu – werden aber in der Gesellschaft häufig tabuisiert und besonders von Kindern ferngehalten. Das Verständnis, dass das Leben zerbrechlich ist, bedeutet aber, zu erkennen, dass jeder Tag wichtig und lebenswert ist, auch wenn es viele Dinge gibt, die wir nicht verstehen oder als ungerecht empfinden, so wie ich Haros Unfalltod. Den Tod und die Vergänglichkeit des Lebens zu akzeptieren und es trotzdem jeden Tag aufs Neue zu bejahen, war aus heutiger Sicht bereits ein Schritt in meine jetzige Tätigkeit.

Nach Haro kam Carlo zu uns, ebenfalls ein junger Boxer, quirlig, aufgeweckt und der perfekte Gefährte für uns Kinder. Er begleitete mich durch meine turbulente und aufregende Jugendzeit, lag neben mir im Bett, als ich über das tragische Ende meiner ersten großen Liebe in Tränen zerfloss, leckte mir das Gesicht und sagte so auf seine Art: „Es geht vorbei, alles wird wieder gut."

Hunde haben ein sehr feines Gespür für die Stimmungen und Gefühle bei „ihren" Menschen und reagieren immer darauf –

entweder mit Interaktion mit den Menschen oder mit dem Ausdrücken eigener Gefühle oder auch mit Rückzug.

Als ich im Alter von 21 Jahren schon fast eine junge Erwachsene war, verließ uns auch Carlo und Leon trat in unser Leben. Mit ihm, der noch ein Welpe war, erlebte ich ganz bewusst, was es bedeutet, mit einem jungen Hund zusammenzuleben, ihn zu erziehen und mit ihm zu einem echten Team zu werden, gleichzeitig aber auch Verantwortung zu übernehmen und dafür geliebt zu werden. Für einen Hund ist sein Frauchen oder sein Herrchen der Mittelpunkt des Universums, gleichzeitig hat jeder Hund ganz bestimmte Charaktereigenschaften. Einige davon bringt er, wie wir Menschen, bereits bei der Geburt mit, andere erlernt er erst durch Prägung.

Das Zusammenleben mit Hunden gehörte von Anfang an zu meinem Leben, und wenn ich heute an meine Kindheit zurückdenke, weiß ich, was für ein wichtiger Teil diese Erfahrung für mich war und dass auch sie meine Kindheit zu einer wirklich glücklichen gemacht hat.

Sehr gut konnte ich mir also vorstellen, welche positive Wirkung Hunde für die Therapie mit kranken oder behinderten Menschen haben könnten, und stellte fest, dass die Bandbreite der Möglichkeiten, einen Hund in der Therapie einzusetzen, vielfältiger war, als ich zuerst annahm.

ERGOTHERAPIE: DER MENSCH IM FOKUS

Mein Weg sowohl in die Ergotherapie selbst als auch in die tiergestützte Therapie mag von außen nicht ganz geradlinig erscheinen, doch ich habe – sicherlich auch durch das Zusammenleben mit Hunden – gelernt, mich auf meine eigene Wahrnehmung und mein Bauchgefühl zu verlassen. Das klingt immer so leicht, wenn andere das sagen, in Wirklichkeit gehört dazu aber eine ganze Menge Mut und die Kraft, auch dann weiter an die eigenen Gefühle zu glauben, wenn es zu Rückschlägen oder Niederlagen kommt.

Nach der Realschule begann ich eine Ausbildung als Bürokauffrau. Es klang nach etwas Nützlichem, das vielfältige Möglichkeiten erschloss, doch mich machte die Ausbildung von Tag zu Tag unglücklicher – weniger wegen der Inhalte, sondern vor allem, weil das Arbeitsklima in der Firma denkbar schlecht war.

Auf der Suche nach einem Ausbildungsplatz hatte ich mich für diese Firma entschieden, weil man mir beim Vorstellungsgespräch sagte, dass mein Chef drei Hunde habe, die er regelmäßig mit ins Büro brachte. Ich fand die Aussicht toll, täglich gleich drei Hunden während der Arbeit zu begegnen, immerhin kannte ich das ja von zu Hause und stellte mir vor, das Arbeitsklima in dieser Firma sei besonders gut. Tatsächlich bekam ich die Hunde während meiner Ausbildung vielleicht ganze fünf Mal zu Gesicht.

Mein Chef neigte hin und wieder zu unberechenbaren Wutausbrüchen. Gleichzeitig hatte ich das Gefühl, als wäre meine Arbeit seltsam sinnentleert. Ich beantwortete Telefonate und E-Mails, schrieb Briefe und kopierte Dokumente, doch machte das die Welt zu einem besseren Ort?

Ständig hatte ich das Gefühl, mich verstellen zu müssen, mein „Büro-Ich" wie eine Uniform überzustreifen, an die bestimmte Verhaltensweisen und ungeschriebene Codes geknüpft waren. Authentizität ist nichts, was in einem Büro erwünscht ist, vielmehr Konformität und Leistung. Es herrschte eine klare Hierarchie und strenge Vorgaben, wie Prozesse abzulaufen hatten. Raum für persönliche Entwicklung blieb da kaum, sodass mir meine Arbeit seltsam fremd blieb. Meine Eltern bestärkten mich darin, meine Ausbildung zu Ende zu bringen, was mir auch gelang, doch nach Abschluss meiner Ausbildung überfiel mich eine tiefe Traurigkeit, wenn ich daran dachte, dass ich den Rest meines Arbeitslebens in einem solchen Umfeld verbringen musste. Ein Büro war nicht das Richtige für mich – das spürte ich deutlich.

„Du bist so ein kommunikativer, fröhlicher Mensch", sagten Freunde und Bekannte und empfahlen mir, es doch einmal in der Werbebranche zu probieren. Dort seien Kreativität und Selbstständigkeit gefragt. Also versuchte ich es. Leider musste ich feststellen, dass es in der Werbebranche zwar lockerer zugeht als in einem normalen Büro, dafür aber ist der Leistungsdruck noch sehr viel höher. Überstunden werden erwartet und nicht vergütet, die Bezahlung ist schlecht und auch hier gibt es schikanöse Chefs, die das Betriebsklima vergiften. Nach wenigen Monaten wusste ich, dass ich auch dort nicht bleiben konnte.

Zu diesem Zeitpunkt war ich schon fast 20 Jahre alt und ich ahnte, dass einige in meinem Umfeld sich bereits Sorgen zu machen begannen. Was, wenn ich eine der jungen Frauen war, die nie „das Richtige" finden? Tief in mir war ich mir aber immer sicher, dass es dieses Richtige gab, dass es nicht an meiner fehlenden Motivation oder Ausdauer lag, sondern dass ich einfach noch nicht jenen Ort in der Arbeitswelt gefunden hatte, an dem ich sein wollte und mich entfalten konnte.

Hinzu kam, dass ich nach Beendigung meiner Realschule noch sehr an der Schulzeit hing. Ich war noch gar nicht darauf vorbereitet, in die Berufswelt einzusteigen. Außerdem vermisste ich meine Freunde, die ich sonst immer täglich in der Schule sah.

Die Wende kam, als ich mich nach der Anstellung in der Werbeagentur für ein berufsvorbereitendes soziales Jahr in einer Werkstatt für behinderte Menschen entschied. Eigentlich war es mehr eine Notlösung, da ich mich einfach danach sehnte, ein wenig Zeit zum Nachdenken und zur Orientierung zu haben. Vom ersten Tag in der Werkstatt an aber wusste ich, dass meine Stärken in einem sozialen Beruf am besten untergebracht sind – eine Erkenntnis, die sich seither an jedem neuen Arbeitstag bestätigt. Die Arbeit mit den psychisch und geistig behinderten Menschen machte mir großen Spaß und erfüllte mich mit dem Gefühl, mit meiner Arbeit etwas Sinnvolles, etwas Wichtiges zu leisten. Obwohl die Arbeit für die Patienten selbst eher eintönig war – sie sortierten in Fließbandarbeit zum Beispiel Schrauben oder Ähnliches –, war das Klima sowohl mit den Klienten als auch mit den Mitarbeitern und vor allem mit den anderen jungen Menschen, die mit mir das soziale Jahr ableisteten, so gut, dass diese Anstrengung stets als Team bewältigt wurde und deshalb weniger ins Gewicht fiel. Schon bald begann ich mich umzusehen, welche Art von Ausbildung in diesem Bereich das Richtige für mich sein könnte, und landete schließlich bei der Ergotherapie.

Mein damaliger Freund leistete zu der Zeit gerade seinen Zivildienst in der Ergotherapie einer psychiatrischen Klinik ab und ich besuchte ihn dort öfters. Sofort gefiel mir die Arbeitsweise der Ergotherapeuten. Vermutlich haben die meisten Leute irgendwann in ihrem Leben mit Ergotherapie zu tun, entweder weil sie diese selbst in Anspruch nehmen oder ein Angehöriger. Ergotherapie ist ganz dicht dran am Menschen. Sie sorgt dafür, dass Alltagskompetenzen nicht verloren gehen oder – falls doch geschehen – neu erlernt werden. Dabei steht stets der ganze Mensch im Fokus und Themen wie Teilhabe am sozialen Leben, Selbstständigkeit und Wohlbefinden spielen eine wichtige Rolle. Wenn zum Beispiel ein Schlaganfall-Patient seine Wäsche nicht mehr aufhängen kann oder allgemein den Wunsch hat, im Alltag wieder selbstständiger zu werden, dann helfen wir als Ergotherapeuten ganz gezielt, diese Fähigkeit zu fördern. Wir kümmern uns aber auch darum, dass das Vertrauen in den eigenen Körper wieder gestärkt wird und die Menschen aktiv bleiben können – trotz Krankheit oder Behinderung. Genau das war es, was mich von Anfang an für den Beruf der Ergotherapeutin einnahm: Mit meiner Arbeit kann ich ganz konkret Menschen helfen.

Was ich im Büro eher unterdrücken musste oder was in der Werbeagentur ausgebeutet wurde, erwies sich im Beruf der Ergotherapeutin als große Stärke: Aufgeschlossenheit, Empathie,

Ehrlichkeit und Authentizität. Zum ersten Mal hatte ich das Gefühl, in meinem Berufsleben ich selbst sein zu dürfen, und begann, dieses „Ich“ als echte Ressource zu begreifen und einzusetzen.

Im Alter von 21 Jahren startete ich meine schulische Ausbildung zur Ergotherapeutin, die ich im Jahr 2008 erfolgreich abschloss. Was mir an der Ausbildung zur Ergotherapeutin gefiel, war der Umstand, dass ganz individuell auf den Klienten eingegangen wird, je nachdem, welche Diagnose er mitbringt – ob er einen Schlaganfall hatte, an einer orthopädischen Erkrankung leidet oder psychische Beschwerden aufweist. Ergotherapeuten versuchen, mit dem sogenannten „klientenzentrierten Arbeiten“ immer das Beste für den Klienten herauszuholen. Es ist kein Zufall, dass hier das Wort „Klient“ und nicht „Patient“ gewählt wird. Das soll deutlich machen, dass der zu Behandelnde bestimmt, welche Angebote aus der Ergotherapie er annimmt und welche nicht. Die Behandlung wird nicht einfach „verordnet“, sondern es findet hier eine Begegnung auf Augenhöhe statt. Wir Ergotherapeuten verstehen uns als Partner, als Coach des Behandelten, wollen mit ihm zusammen eine Therapie finden, was sich auch im Begriff „Klient“ widerspiegelt, der als Abgrenzung zum typischen Arzt-Patienten-Verhältnis gesehen wird. Wir helfen ihnen in sämtlichen Lebenslagen mit Findung von Alternativen oder Hilfsmitteln, um den Alltag besser bewältigen zu können.

Das Wort „Ergotherapie“ leitet sich von dem Griechischen „ergein“ ab, was so viel wie „tätig sein, handeln“ bedeutet. Der Mensch steht dabei im Mittelpunkt, nicht seine Diagnose. Seine Handlungsfähigkeiten sollen erweitert und die Lebensqualität erhöht werden. Der Begriff „Handlungsfähigkeiten“ umfasst dabei sowohl kognitive als auch körperliche sowie soziale und emotionale Fähigkeiten, die in ganz alltäglichen Situationen, wie etwa dem Aufräumen, Kochen oder Treppensteigen, geübt werden. Am Anfang einer Behandlung steht deshalb immer erst einmal eine Evaluation, also eine Bestandsaufnahme anhand des Befunds: Was kann der Klient noch, was möchte er gerne wieder können, welche Ressourcen stehen zur Verfügung, welche Hilfsmittel können helfen? Wie ist die Prognose laut Arzt? Welche Motivation hat der Klient? Gerade das Wiedererlangen oder Wiedererlernen der Unabhängigkeit im Alltag spielt eine große Rolle in der Ergotherapie und beinhaltet die Bereiche Selbstversorgung, Teilhabe und natürlich auch Freizeit. Dabei wird nicht nur der Mensch selbst gestärkt, sondern es wird auch geschaut, wie man die Umwelt möglichst auf ihn anpasst, beispielsweise werden Gegenstände des täglichen Bedarfs so untergebracht, dass sie gut zu erreichen sind.

Zu unseren Klienten gehören Menschen jeden Alters und wir kommen nicht nur im Akutfall zum Einsatz, sondern auch in der Prävention und der Rehabilitation. Das Angebot der Ergotherapie ist dabei immer verschieden, so verschieden wie die Menschen und ihre Geschichten eben sind. Es gibt nie das *eine* Therapieangebot, sondern stets ein individuell zusammengestelltes Bündel.

Wie breit gefächert Ergotherapie ist, zeigt die folgende Auswahl:

- Kinder werden bei der besseren Entwicklung ihrer körperlichen, emotionalen, kognitiven und sozialen Fähigkeiten so unterstützt, dass sie sich in der Schule gut integrieren und Schritt halten können und später nicht nur einen Beruf erlernen, sondern auch zufriedene und selbstständige Erwachsene werden.

- Arbeitsplätze werden umgestaltet, sodass Gesundheitsrisiken und Belastungen minimiert werden. Dazu gehören sowohl die Arbeitsabläufe als auch die Ausstattung selbst. So werden längere Krankheitszeiten verhindert und auch behinderte Menschen gut in das Arbeitsleben integriert.
- Wohnungen werden barrierefrei eingerichtet und umgebaut. Dabei spielt bei älteren Menschen vor allem das Thema „Sturzsicherheit" eine wichtige Rolle, vor allem aber, dass sie möglichst lange im eigenen Zuhause bleiben können.
- Viele Menschen im Alter leiden unter Einsamkeit – und Einsamkeit macht krank. Ansprache und Reize verhindern Einsamkeit und sorgen dafür, dass soziale Kontakte gepflegt werden können.
- Angehörige von Kranken und Behinderten stehen häufig unter enormem Druck. Sie gilt es zu unterstützen.

Was mir dabei von Anfang an besonders gefiel, war, dass ich selbst in Abstimmung mit den Klienten individuell die Therapie zusammenstelle und so auf den Menschen eingehen kann. Gleichzeitig spürte ich, dass mir meine Eltern schon früh beigebracht hatten, mich auf andere Menschen einzulassen und mit ihnen zu fühlen. Diese Art von Empathie ist eine der wichtigsten Voraussetzungen, um als Ergotherapeutin gut arbeiten zu können.

Die Maßnahmen, die eine Ergotherapeutin ergreifen kann, richten sich auf folgende Bereiche:

- den motorisch-funktionellen: beispielsweise bei Wirbelsäulenerkrankungen, Störungen nach Unfällen oder Operationen und bei Gelenkerkrankungen. Die Maßnahmen zielen hier darauf ab, die Bewegungsfähigkeit wiederherzustellen und eine Stabilisierung der Haltung zu erreichen. Dazu gehören auch sogenannte Kompensationsstrategien, wenn bestimmte Bewegungen oder Handgriffe nicht mehr wie gewohnt möglich sind. Eines der Konzepte, nach denen hier gearbeitet wird, ist das Bobath-Konzept, das nicht nur in der Ergotherapie, sondern zum Beispiel auch in der Physiotherapie angewendet wird. Dabei geht man davon aus, dass das Gehirn bei einer Nervenschädigung mit entsprechenden motorischen Übungen lernen kann, sich „umzuorganisieren“.
- den sensomotorisch-rezeptiven: etwa bei Erkrankungen des Zentralen Nervensystems. Es geht darum, das Empfinden und die Umsetzung von Sinneswahrnehmungen wieder zu steigern und Bewegungsmuster zu verbessern. Hier wird beispielsweise nach dem Perfetti-Konzept gearbeitet, das darauf abzielt, die Informationsaufnahme des Zentralen Nervensystems wieder zu verbessern, zum Beispiel durch Tasten oder andere Reize. Eine andere Möglichkeit ist die sogenannte Spiegeltherapie, bei der der Patient vor einem parallel zu seiner Körpermitte aufgestellten Spiegel sitzt, der Blick auf die von einer Störung betroffenen Körperhälfte aber verdeckt ist. Durch die Spiegelung sieht der Patient zwei intakte Körperhälften, eine visuelle Täuschung, die die Körperwahrnehmung positiv beeinflusst.

- das Hirnleistungstraining: Dieses kommt vor allem zum Einsatz, wenn kognitive Fähigkeiten eingeschränkt sind oder verloren zu gehen drohen, etwa bei Entwicklungsstörungen bei Kindern, bei Demenz, aber auch bei einigen psychiatrischen Erkrankungen. Mentale Funktionen werden stabilisiert und an Interaktionen und Beziehungen wird gearbeitet. Dazu kann Körperpflege zählen, aber auch das Einkaufen oder Kochen.
  Gedächtnistraining gehört ebenfalls in diesen Bereich. Es gibt inzwischen computerbasierte Übungen, aber auch viele andere Methoden wie etwa Rate- und Wissensspiele oder sogar das Erlernen von Sprachen.
- den psychisch-funktionellen. Diese Maßnahmen spielen eine Rolle bei Klienten sowohl mit neurologischen als auch psychiatrischen Erkrankungen. Ziel ist es hier, die psychosozialen Funktionen in der Kommunikation mit anderen oder in der selbstständigen Bewältigung des Alltags zu verbessern. Eine Möglichkeit dafür bietet die Gestaltungstherapie, bei der mit bildnerischen Materialien wie Farben, Ton, Holz oder Stein kreativ gearbeitet wird. Der künstlerische Aspekt steht dabei nicht im Vordergrund, vielmehr geht es darum, Unbewusstes und Gefühle bildlich darzustellen und zu verarbeiten. Das ist besonders wichtig für Klienten, die kaum oder nur noch schwer sprechen und schreiben können.

Die wichtigsten Werkzeuge eines Ergotherapeuten sind seine Ohren, Augen, Hände und sein Herz. Wenn man nicht bereit ist, sich in andere Menschen hineinzufühlen, Anteil zu nehmen an ihnen, ohne sie zu bemitleiden, oder gar Berührungsängste hat, wird man in diesem Beruf nicht glücklich werden. Die Ausbildung stattet Ergotherapeuten mit vielen Ideen und Strategien zu den oben genannten Bereichen aus, die wir je nach Klient anwenden und anpassen können. Ergotherapie ist erstaunlich flexibel und lässt sich beliebig erweitern, sie folgt keinen starren Mustern. Natürlich benutzen wir auch andere Hilfsmittel wie Therapietische, die ein wenig aussehen wie große Werkbänke und eine Vielzahl von Möglichkeiten der motorischen, sensorischen und kognitiven Stimulation bieten. Manchmal sind es aber auch ganz simple Dinge wie Boxen mit getrockneten Bohnen, Linsen, Erbsen oder Korken, die aufgrund ihrer haptischen Beschaffenheit Reize setzen und ertastet oder gefühlt werden können. Zum Training der Feinmotorik etwa setzen wir von Qi-Gong-Kugeln über Bierdeckel, Murmeln und Essstäbchen bis hin zu Teppichstücken alles ein. Der Begriff Feinmotorik beschreibt gezielte, koordinierte, kleinräumige Bewegungen, wie etwa das Greifen mit den Fingern oder das Führen eines Stiftes. Bei einer Vielzahl von Erkrankungen oder nach einem Unfall kann die Feinmotorik eingeschränkt sein. Dann wird sie in der Ergotherapie gezielt gefördert.

Wer sich für die dreijährige schulische Ausbildung zur Ergotherapeutin entscheidet, muss wissen, dass er während der Ausbildung kein Geld verdient und gleichzeitig noch zwischen 200 und 300 Euro pro Monat bezahlen muss. Mich schreckte das nicht ab, zumal meine Eltern mir zusagten, mich während der Ausbildung zu unterstützen – ein großes Glück, für das ich sehr dankbar bin. Am Anfang der Ausbildung wird ein Jahr theoretisch unterrichtet, mehrere Praktika und weitere Theorieblöcke folgen anschließend. Mein erstes Praktikum absolvierte ich in einem Sprachheilkindergarten, danach hospitierte ich in einer Reha-Klinik für orthopädische Erkrankungen. Schließlich kam ich auch noch drei Monate lang in eine Psychiatrische Tagesstätte, in der Klienten mit Erkrankungen wie Schizophrenie, Borderline und Psychosen Hilfe fanden. Obwohl mir das Arbeiten mit den Klienten überall große Freude bereitet hatte, faszinierte mich der Bereich der Psychiatrie besonders. Durch die Praktika entdeckte ich, wie vielfältig der Beruf der Ergotherapeutin wirklich war, und bereute meinen Entschluss zu dieser Ausbildung nicht eine Sekunde lang.

Es folgten weitere Praktika in einer Praxis für Neurologie und Orthopädie, wo ich vor allem auf Klienten nach einem Schlaganfall oder mit der Diagnose ALS traf. Am Ende der Ausbildung stehen mündliche und schriftliche Prüfungen an. Eine Ergotherapeutin muss sich mit den Krankheiten auskennen, mit denen sie während ihres beruflichen Alltags in Berührung kommt. Zudem benötigt sie ein umfangreiches Wissen über innerkörperliche Prozesse, wie etwa Hirnfunktionen oder Muskeln, um Klienten richtig unterstützen zu können. Hatte mich Lernen früher in der Schule eher gelangweilt, war ich jetzt mit Feuer und Flamme dabei.

Wie richtig die Entscheidung für diese Ausbildung war, zeigte sich schließlich auch an meinen guten Noten: War ich bei meinem Realschulabschluss in vielen Fächern über eine Drei nicht hinausgekommen, glänzten nun auf meinem Zeugnis Zweien und Einsen. Ich war stolz auf mich und hoch motiviert, mich nun in mein neues, selbst gestaltetes Arbeitsleben zu stürzen.

ARBEITEN ALS ERGOTHERAPEUTIN

Meine erste Anstellung fand ich in einer Klinik, die auf psychosomatische, psychische, orthopädische, neurologische und internistische Erkrankungen spezialisiert war. Zu diesem Zeitpunkt war der Arbeitsmarkt für Ergotherapeuten rund um Osnabrück relativ gesättigt, sodass ich mir nicht aussuchen konnte, wo ich arbeiten wollte. Die Klinik lag rund 60 Kilometer entfernt, doch was mich am meisten belastete, war das konfliktbehaftete Verhältnis zwischen den Physiotherapeuten und den Ergotherapeuten in der Klinik. Oft gibt es Reibungen zwischen den unterschiedlichen Therapeuten. Warum, weiß ich nicht. Vielleicht Konkurrenzgehabe? Die Kollegen aus der Physiotherapie mischten sich leider oft in unser ergotherapeutisches Vorgehen ein und so kam es zu ständigen Auseinandersetzungen, die sogar in Richtung Mobbing eskalierten. Wenn ich sage, dass ich das absolut nicht gutheiße, so ist das noch stark untertrieben. Wir arbeiten in einem sozialen Beruf und mobben? Das geht gar nicht.

Ich persönlich wünsche mir natürlich für die Arbeit mit den Patienten immer eine gute Zusammenarbeit mit den Physios, Logos, und Musiktherapeuten. Denn schließlich steht das Wohlergehen des Klienten im Mittelpunkt.

Die Situation in der Klinik war für mich als harmoniebedürftigen Menschen nicht mehr tragbar. Es belastete mich sehr und ich hatte das Gefühl, nicht frei atmen und mich so auch nicht richtig auf meine

Klienten einlassen zu können. Ich traf schließlich noch in der Probezeit die Entscheidung, mich nach einem anderen Job umzusehen und fand ihn schließlich in einer Ergotherapiepraxis, die vor allem in einer sozialen Einrichtung für neurologische Erkrankungen wie Multiple Sklerose und Schlaganfall aktiv war.

Parallel veränderte sich auch mein Privatleben. Etwa zeitgleich mit meiner Ausbildung lernte ich meinen damaligen Freund kennen, mit dem ich einige Jahre zusammen war. Vielleicht ist es das Privileg einer jungen Frau, sich besonders intensiv, naiv und haltlos zu verlieben, doch am Anfang waren wir sehr glücklich miteinander. Da ich noch jung war und außerdem sehr behütet aufgewachsen bin, vertraute ich ihm voll und ganz. Wenn ich heute an diese Zeit zurückdenke, dann sehe ich eine unselbstständige und abhängige junge Frau, die noch nicht wusste, wohin ihr Lebensweg sie führen würde.

Im Laufe unserer Beziehung musste ich leider auf schmerzhafte Weise herausfinden, dass die Dinge, die ein Mensch sagt, im Widerspruch zu dem stehen können, was er tut. Am Anfang machte ich mir keine großen Sorgen, wenn von anderen Frauen die Rede war, und nicht eine Sekunde lang nahm ich an, dass mein Freund mich betrügen könnte. Als die Wahrheit dann nicht mehr zu verleugnen war, traf mich dieser Schlag schwer. Vorher war ich noch nie von Menschen, denen ich vertraut hatte, so verletzt worden. Ich verstand nicht, wie es dazu hatte kommen können. War ich nicht genug für ihn gewesen? Hatte ich etwas falsch gemacht? Hatte ich ihm gar nichts bedeutet? Wieso hatte ich nichts gemerkt? Mein Selbstwertgefühl war im Keller und das Allerschlimmste an diesem

Betrug war nicht der Betrug selbst, sondern dass ich meinen eigenen Gefühlen anscheinend nicht mehr trauen konnte. Diesen Prozess durchläuft wohl jede betrogene Frau.

Nach der Trennung schlief ich sechs Monate jede Nacht bei meinen Eltern in meinem alten Zimmer. Am Anfang, um Abstand zu gewinnen, später, um nicht alleine zu sein. Jede Nacht lag unser Hund Leon bei mir und tröstete mich, wenn ich mich mal wieder in den Schlaf weinte. Er gab mir Kraft und Halt und holte mich aus meiner Erstarrung, die durch die schwere emotionale Verletzung ausgelöst worden war. Auch Freunde standen mir bei und halfen mir durch diese schwierige Zeit. Ein Kinofilm begleitete mich damals im Jahr 2010 besonders: „Eat, Pray, Love“ mit Julia Roberts. Für mich war dieser Film wie eine Art Heilmittel. Er zeigte mir, dass alles im Leben zu etwas gut ist, dass alles ständig in Bewegung ist und Veränderungen das Einzige sind, was gewiss ist. Manchmal müssen wir das, was uns vertraut ist, hinter uns lassen, um zu unserer wahren Bestimmung, zu unserem wahren Ich zu finden. Der Weg ist das Ziel, nicht das Ankommen selbst.

Die Trennung von meinem Freund veränderte mich, machte mich erwachsener, reifer und zeigte mir, dass ich meine Träume und Ziele nicht zurückstecken und vor allem noch intensiver auf mein Bauchgefühl hören sollte. Ich lernte, dass es viele Dinge im Leben gibt, auf die wir keinen Einfluss haben, aber dass wir sehr wohl beeinflussen können, wie wir mit ihnen umgehen. Leons unabdingbare Liebe, seine Nähe und Treue sowie die Unterstützung meiner Familie, die immer für mich da war, halfen mir, das Vertrauen in das Leben nicht ganz zu verlieren.

Diese Erfahrung hat mich als Mensch geprägt und mich letztendlich dahin gebracht, wo ich heute stehe, ja, sogar dazu, dieses Buch zu schreiben. Als Ergotherapeutin stehe ich stets auch mit meinen eigenen Erfahrungen und Einstellungen vor dem Klienten. Es hängt von mir ab, ob ich sie als Ressource, als Fähigkeit miteinbringe oder sie als Beschränkung empfinde. Empathie ist in meinem Beruf unabdingbar, sie ist das wichtigste Werkzeug in der täglichen Arbeit. Wie fühlt sich der Klient? Wie fühlt es sich an, in seiner Lage zu sein? Was braucht er? Was könnte seine Situation mit den vorhandenen Mitteln verbessern? Wie nimmt er mich wahr? Was braucht er von mir, um sich besser, um sich sicher zu fühlen? Viele empathische Menschen ziehen sich irgendwann von anderen zurück, weil sie zu oft verletzt wurden, oder sie versuchen, sich abzuhärten. Genau das wäre wohl auch mein Weg gewesen, wäre ich bei meiner ersten Berufswahl oder in der beschriebenen Beziehung geblieben. Die Ausbildung zur Ergotherapeutin war auch für mich eine Art Befreiungsschlag, um meine Empathie nicht nur zu erhalten, sondern sie sogar noch gewinnbringend in meiner Arbeit einsetzen zu können.

KAPITEL ZWEI

Der Hund als Co-Therapeut

Schon während meiner Ausbildung war der Wunsch gewachsen, einen eigenen Hund zu haben, doch ließ sich das mit der Berufstätigkeit schlecht vereinbaren. Ich vermisste einen eigenen Hund als meinen Begleiter und Vertrauten. Umso neugieriger war ich, als ich erfuhr, dass eine Nachbarin meiner Eltern in einer Förderschule mit den Schwerpunkten Lernen und Geistige Entwicklung tiergestützt mit ihrem Golden Retriever arbeitete. Ich traf mich mit ihr und stellte ihr viele Fragen und plötzlich wusste ich, dass das der richtige Weg für mich war. Ich wusste es mit der gleichen Sicherheit und Gewissheit, mit der ich mich damals schon für die Ausbildung zur Ergotherapeutin entschieden hatte.

Bei einer Internetrecherche entdeckte ich, wie breit gefächert das Thema war. Tiergestützte Interventionen ist der Oberbegriff, darunter fallen die tiergestützte Pädagogik, zu der zum Beispiel Schulhunde gehören, die tiergestützte Aktivität oder Förderung, die häufig im Ehrenamt eingesetzt wird, beispielsweise, wenn Leute mit ihren Hunden Kranke, Behinderte und Senioren besuchen und mit ihnen etwas unternehmen, und eben die tiergestützte Therapie, die auch im Bereich Ergotherapie zur Anwendung kommt und nur von Therapeuten eingesetzt wird.

Tiergestützte Therapie beinhaltet keineswegs nur Hunde, sondern auch Pferde, Esel, Schafe, Kaninchen und andere Tiere, wie etwa auf Erlebnis-Bauernhöfen. Jedes Tier, mit dem Menschen in Interaktion treten können, eignet sich auf seine Weise dafür. Der Hund natürlich nimmt aufgrund seiner Bindung an den Menschen eine herausragende Stellung ein. Kinder, Erwachsene und Senioren können auf ganz unterschiedliche Weise von der tiergestützten Therapie profitieren. Kinder etwa durch die Verbesserung des Selbstbewusstseins oder indem sie lernen, Impulse besser zu kontrollieren. Erwachsene entdecken nach oder während einer schweren Krankheit die Themen Natur und Tier neu, schöpfen daraus Kraft und Hoffnung. Insbesondere Senioren erinnern sich durch unsere Therapiebegleithunde häufig an Tiere, die sie im Laufe ihres Lebens hatten, und entwickeln so eine positive und stärkende Beziehung zu ihnen.

Es ist erstaunlich, in wie vielen Bereichen Hunde inzwischen Menschen unterstützen können.

Blindenführhunde kennt vermutlich jeder, doch in den USA werden Hunde dazu ausgebildet, etwa bei epileptischen Anfällen Alarm zu schlagen, Lichtschalter zu bedienen und Türen zu öffnen, sie retten Verschüttete und helfen Unfallopfern. Natürlich könnten solche Hilfen theoretisch auch von Robotern übernommen werden, doch Hunde als lebendige, auf den Menschen fixierte Wesen können sehr viel mehr: Neben der praktischen Hilfe reagieren sie individuell und mit Empathie auf Situationen und Menschen, suchen und schenken Körperkontakt mit all seinen positiven Auswirkungen, halten die Besitzer aktiv und schenken Selbstvertrauen. Je mehr ich las, umso mehr erkannte ich, dass sich für mich und meine ergotherapeutische Arbeit kein Tier besser als Co-Therapeut eignet als der Hund. Alles in mir sagte, dass das der Weg war, den ich beschreiten wollte – auch wenn das bedeutete, dass ich in Deutschland teilweise Pionierarbeit im Bereich tiergestützte Ergotherapie leisten musste. Das schreckte mich nicht ab, im Gegenteil: Das war eine Herausforderung, die ich nur allzu gerne annehmen wollte.

PROFESSIONALISIERUNG IN DER TIERGESTÜTZTEN THERAPIE

Unweit von Osnabrück, wo ich auch heute noch arbeite und lebe, in Lingen, gab es ein Institut, das die berufsbegleitende Ausbildung nach ESAAT, der European Society for Animal Assisted Therapy oder zu Deutsch dem Dachverband für tiergestützte Therapie, anbot. Bevor ich mich dazu entschloss, wollte ich natürlich in Erfahrung bringen, ob mein Arbeitsumfeld mich dabei unterstützen würde. Leider gab es in der Ergotherapiepraxis, in der ich angestellt war, keine Hundefreunde, sodass man sich dort das Arbeiten mit Hunden nicht wirklich vorstellen konnte. Unterstützung erfuhr ich allerdings durch den Heimleiter einer sozialen Einrichtungskette in Osnabrück, in der ich eingesetzt war. Dieser ermutigte und unterstützte mich und teilte auch meinem Arbeitgeber sein Interesse an dieser Therapiemöglichkeit mit.

Die Gründung der ESAAT ging 2004 von einer Veterinärklinik in Wien aus. ESAAT hat zum Ziel, die positiven Auswirkungen tiergestützter Therapie zu erforschen, aber auch standardisierte Ausbildungen und Zertifizierungen anzubieten. Daneben gibt es den internationalen Dachverband ISAAT, bei dem nicht nur die tiergestützte Therapie mit Hunden, sondern mit allen Tieren vermittelt wird. Da mein Fokus schon aufgrund meiner persönlichen Bindung an Hunde auf ebendiesen lag, entschied ich mich für die Ausbildung nach ESAAT.

Im April 2011 begann ich in Lingen im Institut für tiergestützte Förderung meine Basisausbildung zum „Therapiebegleithundeteam". Diese sowie die Ausbildung „Fachkraft für tiergestützte Interventionen" sind sehr kostenintensiv – zwischen 3.000 und 5.000 Euro muss man dafür berappen, ganz ohne die Aussicht, später mehr Geld zu verdienen. Die tiergestützte Ergotherapie wird als ganz normale Ergotherapie abgerechnet und nicht zusätzlich vergütet. Dennoch hatte ich mir diese Sache in den Kopf gesetzt und war nicht davon abzubringen. Mein damaliger Arbeitgeber war, weil er nichts mit Hunden anfangen konnte, eigentlich dagegen, doch da sich der Osnabrücker Heimleiter für mich eingesetzt hatte und eben diese tiergestützte Therapieform für sein Heim wünschte, gab mein Arbeitgeber notgedrungen klein bei.

Von April 2011 bis Mai 2012 nahm ich 14 Monate lang an 14 Präsenzwochenenden teil, darüber hinaus gab es e-Learning-Inhalte zum Lernen vor dem heimischen Computer und weiteren Stoff, der komplett selbstständig erarbeitet und vertieft werden musste. Während der Wochenendseminare wurden die Teilnehmer in Theorie und Praxis geschult, was auch bedeutete, das gerade Erlernte unmittelbar mithilfe eines Hundes anzuwenden. Eine Hausarbeit sowie eine Prüfung in Theorie und Praxis stellten den Abschluss dar. Bevor ich jedoch zu diesem zugelassen wurde, musste ich den Nachweis über eine Hospitation von mindestens 40 Stunden innerhalb einer oder mehrerer Einrichtungen erbringen, die tiergestützt arbeiten. Da sich zwischenzeitlich die Richtlinien geändert hatten, holte ich ein bis zwei Jahre später noch vereinzelte Module in Theorie inklusive 20 Seiten Hausarbeit nach. Die Ausbildung zum „Therapiebegleithundeteam" hatte ich ja absolviert, doch wollte ich gerne die Fachkraftausbildung (Fachkraft für tiergestützte Interventionen) haben.

Gemessen wurde die Leistung, ganz nach modernem Bologna-Verständnis, in Credit-Points.

Die Themen der Ausbildung waren sehr breit gefächert. Ein Schwerpunkt stellte die „Grundlagen der Mensch-Tier-Beziehung" dar. Hier wurde auf die jahrtausendealte Beziehung zwischen Mensch und Tier eingegangen, insbesondere bei Pferden und Hunden, sowie auf die positive Wirkung, die die Gegenwart von Tieren auf den Menschen hat.

- *Grundlagen und Vertiefung der tiergestützten Therapie*

Dieser Teil beschäftigt sich mit dem Ursprung der tiergestützten Therapie, ihren Anwendungsformen, der Beziehungs- und Prozessgestaltung und Beispielen aus der tiergestützten Therapie.

- *Aspekte der Projekt- und Organisationsgestaltung*

Dieser Ausbildungsbereich befasst sich mit den hygienischen und rechtlichen Grundlagen der tiergestützten Therapie und dem Projektmanagement.

- *Psychologie und Pädagogik*

Wie die Überschrift vermuten lässt, geht es hier um Entwicklungspsychologie und psychologische Schulen und ihre Rolle bei der tiergestützten Therapie sowie um die Kommunikation zwischen Menschen und zwischen Mensch und Tier. Heilpädagogische Aspekte werden ebenfalls besprochen.

- *Humanmedizinische Grundlagen*

Welche körperlichen, kognitiven und psychischen Erkrankungen gibt es? Wie sieht Erste Hilfe beim Menschen aus?

- *Ethische Grundlagen*

Die Beziehung zwischen Mensch und Tier wirft eine Reihe ethischer Fragen auf, zu denen auch Tierschutz und Tierrechte zählen.

- *Auswahl und Ausbildung von Tieren in der tiergestützten Therapie*

Welche Tiere kommen für die tiergestützte Therapie infrage und wie müssen sie ausgebildet werden?

- *Veterinärmedizinische und biologische Aspekte*

Dieser Teil der Ausbildung befasst sich mit Verhaltenslehre und mit dem Lernverhalten der Tiere, ebenso mit richtiger Haltung und Erster Hilfe beim Tier.

- *Weitere Themenfelder sind:*

Grundlagen wissenschaftlichen Arbeitens, Präsentations- und Kommunikationsformen, Konfliktmanagement/Gruppendynamik, Wege in die Selbstständigkeit.

Grundsätzlich bedeutet tiergestützte Therapie, dass es ganz verschiedene Ebenen der Interaktion gibt, zum Beispiel zwischen mir und meinem Hund, sodass der Klient erst einmal nur zusieht und nach und nach miteinbezogen wird, oder aber der Klient und die Hunde interagieren miteinander und ich ziehe mich zurück. Dabei kann die Interaktion sehr aktiv sein, etwa durch ein durch mich angeleitetes Spiel oder aber auch passiv, wenn die Hunde nur auf einer Decke mit im Bett liegen. Sowohl Mensch als auch Tier muss in dieser Begegnung die Gelegenheit haben, sich zurückziehen zu können.

ICH BRAUCHE EIN RUDEL!

Für mich stand von Anfang an fest, dass ich tiergestützt mit Hunden arbeiten wollte, da ich zu ihnen den engsten Bezug hatte und mir von der Arbeit mit ihnen am meisten versprach.

Die positiven Effekte, die Hunde in der tiergestützten Therapie haben, sind vielfältig, wie das nächste Kapitel zeigt, grundsätzlich lässt sich aber Folgendes festhalten:

- Hunde stärken die soziale und emotionale Kompetenz. Der Mensch lernt Achtsamkeit, indem er auf das Verhalten des Hundes eingeht und mit ihm interagiert. Ein Gespräch über den Hund ist ein erfolgversprechender „Eisbrecher" am Beginn einer Unterhaltung und bietet viele positiv besetzte Themen, über die man sprechen kann – etwa über vorausgegangene Erfahrungen mit Hunden

(Stichwort hier: Biografiearbeit) oder warum der Hund bestimmte Dinge tut.

- Als grundlegende Kompetenz werden die Selbst- und die Fremdwahrnehmung gestärkt und die Beobachtungsgabe gefördert. Unter dem Einfluss einer Krankheit leidet beides häufig, ist aber die Voraussetzung für ein ausgeglichenes und zufriedenes Leben – trotz oder nach einer Erkrankung oder einem Unfall.
- Der Alltag wird strukturiert. Hunde machen mobil, sie laden uns dazu ein, mit ihnen nach draußen zu gehen und uns zu bewegen. Mobilisierung ist in allen Bereichen der Ergotherapie ein wichtiges Thema. Gleichzeitig gibt der Hund feste Zeiten und Tagesabläufe vor, von denen Kranke häufig schon seit einer ganzen Weile ausgenommen und so vom „normalen" Alltag abgeschnitten sind. Der Hund wird dadurch zu einem wichtigen Bindeglied.
- Der eingeschränkte Erlebnisraum wird ausgeweitet – es kommt zu positiven Begegnungen mit sich selbst und einem anderen Lebewesen. Das stärkt die Aufmerksamkeit, gibt Impulse zu weiterem Kontaktaufbau und mindert die Gefahr sozialer Isolation. Aktives Handeln wird gefördert, ohne in Überforderung umzuschlagen.

Da ich mich zunächst nur auf die Ausbildung konzentrieren wollte, schob ich die Anschaffung eines Hundes erst einmal nach hinten. Damit war ich in meinem Ausbildungsgang die Einzige ohne einen Hund, was ich aber nie als Nachteil empfand. Ich wusste, dass ich erst einige theoretische Grundlagen brauchte, um den richtigen Hund zu finden.

Ich sah es als ein Zeichen, als ich kurz darauf erfuhr, dass in der sozialen Einrichtung, in der ich nun mehrere Stunden pro Woche als Ergotherapeutin seitens meiner Ergotherapiepraxis eingesetzt war, eine tiergestützte Gruppentherapie angeboten wurde. Ich bekam die Gelegenheit, kurz zuzuschauen. Die Therapeutin war mit ihrem Golden Retriever da und leitete eine in meinen Augen viel zu große Gruppe Bewohner. Es waren bestimmt 15–20 Leute. Wenn sie in der einen Ecke des Raumes etwas mit dem Therapiebegleithund machte, bekamen dies die Klienten am anderen Ende gar nicht mit. Mit meiner Erfahrung von heute kann ich sagen, dass ich nie so viele Menschen in eine Gruppe mit hineinnehmen würde. Ideal sind 5–8 Personen. Ich schaute der Gruppenstunde kurz zu und ging dann zum Heimleiter, um mich darüber zu informieren, ob in dem Heim noch weitere tiergestützte Therapie mit Hund gewünscht war. Jetzt wurde er neugierig und informierte sich über meine Ausbildung. Es gefiel ihm, was ich ihm erzählte, und daraufhin sprach er mit meinen Chefs, signalisierte Interesse an mir und der tiergestützten Intervention.

Da wir in meiner Kindheit immer Boxer als Hunde hatten, überlegte ich, ob ein Boxer nicht auch der richtige Hund für die tiergestützte Therapie sein könnte. Da ich mich auf meinen Hund zu 100 Prozent verlassen muss, war es mir wichtig, einen Hund schon als Welpen bei mir aufzunehmen und ihn auf die gemeinsame Arbeit vorzubereiten. Auf einer Hundemesse zusammen mit meiner Mutter und ihrer Freundin Christiane entdeckte ich einen „Puggle“ – das ist eine Mischung aus Mops und Beagle, der aussieht wie eine Art Miniatur-Boxer – und war sofort verliebt. Die beiden Rassen Mops und Beagle sind beliebte Familienhunde und sehr sozial im Umgang mit ihren

Mitmenschen und Artgenossen. Bei der Entscheidung spielten weitere Aspekte eine wichtige Rolle: Ich wollte keinen reinrassigen Hund und ich wollte einen kleinen Hund, weil dieser vielfältiger einsetzbar ist, etwa wenn es darum geht, mit einem bettlägerigen Patienten zu kuscheln oder bei meinen Patienten im Rollstuhl auf dem Schoß sitzen zu können. Trotzdem wollte ich, schon aufgrund der geliebten Vierbeiner in meiner Kindheit, äußerlich dem Boxer treu bleiben – und da war ein Puggle genau der richtige Hund für mich.

Im Dezember 2011 fand ich im Internet eine geeignete Züchterin in Schleswig-Holstein ganz in der Nähe der dänischen Grenze, deren Hündin gerade trächtig geworden war, und meldete mich für einen der Welpen an. Mir war es wichtig, dass die Welpen im Frühjahr/Sommer geboren wurden – jeder, der mal einen Welpen zu sich nach Hause geholt hat, weiß, wie oft man anfangs raus muss, und wenn ich mir vorstelle, im Herbst oder Winter nachts draußen zu stehen und zu warten, bis der Welpe sein Geschäft verrichtet hat, da bevorzuge ich doch lieber die warme Jahreszeit. Außerdem überzeugte die Züchterin mich mit optimalen hygienischen Bedingungen, gutem Wärmeschutz und einer liebevoll gestalteten und sauberen Wurfkiste sowie einem eigenen welpengerecht ausgestatteten Wohnbereich im Haus. Das hatte den Vorteil für die Welpen, dass sie sich einerseits austoben konnten, andererseits genügend Ruhe fanden, wenn sie es brauchten. Zudem kamen sie so auch in Kontakt zu Menschen, Kindern und anderen tierischen Bewohnern. Die Züchterin legte großen Wert auf eine bestmögliche Entwicklung und Sozialisierung der Welpen – was mir sehr gefiel.

Auf meinen ersten eigenen Hund und noch dazu Therapiebegleithund wollte ich so gut wie möglich vorbereitet sein. Ich besorgte mir einschlägige Fachliteratur und stieg tief in die Materie „Hundeerziehung“ ein. Ich wollte es richtig machen, gleich von Anfang an.

Und dann kam mein erster Welpe.

MEIN ERSTER MITARBEITER: NELSON

Nelson wurde am 01.02.2012 geboren. Nach acht Wochen und ein paar Tagen holte ich ihn zu mir. Es war gerade Ostern und ich hatte Urlaub, also genug Zeit, mich um ihn zu kümmern. Gegenüber Hunden funktioniert Sympathie vermutlich ähnlich wie bei Menschen. Als ich die Welpen das erste Mal besuchte, achtete ich darauf, welcher Welpe sich aufgeschlossen gab und neugierig seine Umwelt erforschte. Nelson näherte sich mir sofort und zwischen uns herrschte gleich „Liebe auf den ersten Blick“. Ich besuchte ihn mehrmals, bevor er zu mir kam. Sein Verhalten innerhalb des Rudels bestätigte mir, dass er der Richtige für mich war, denn er ließ sich nicht unterkriegen, blieb aber in der Hierarchie eher im Mittelfeld. Therapiebegleithunde brauchen ein gesundes Selbstbewusstsein, denn Angst ist das Letzte, was man bei der Therapie gebrauchen kann. Angsthunde reagieren mit Stress und anderen Verhaltensweisen, die meiner Arbeit nicht zuträglich gewesen wären.

Gleichzeitig dürfen die Hunde aber auch nicht zu dominant sein. Wichtige Stationen der Sozialisierung waren bereits von der Züchterin übernommen worden. Sie ließ die Welpen in einem großzügigen Gelände inklusive mehrerer Ebenen und einem Swimmingpool sowie einem Bällebad heranwachsen.

Die ersten 14 Tage nach der Geburt bezeichnet man als „vegetative Phase“, in der die Welpen die Welt nur anhand ihres Tast- und Geruchssinnes wahrnehmen sowie auf Wärmereize reagieren. Nach der ersten Entwurmung am Ende der zweiten Woche steht ein wichtiges Ereignis an: Langsam öffnet der Welpe seine Augen und erkundet seine Welt nun auch visuell. Auf die „vegetative Phase“ folgt die „Prägungsphase“ (4.–7. Woche). Augen, Nase und Ohren sind ab diesem Zeitpunkt voll entwickelt und stehen dem immer neugierigeren Welpen zur Verfügung. Man nennt diese Lebenswochen „Prägephase“, weil hier im Kontakt mit Menschen, Mutter und Geschwistern die Persönlichkeit des Hundes geprägt wird. Ein Hund wird immer zuerst durch seine Artgenossen sozialisiert, durch sie lernt er, wie man sich als Hund benimmt, vom Fressen bis zum Koten. In dieser Phase wird auch die „soziale Beißhemmung“ trainiert. Lange Zeit glaubte man, dass Hunde eine Art angeborene Beißhemmung hätten, damit sie sich bei Kämpfen im Rudel nicht schwer verletzen, doch Beobachtungen an Wölfen zeigten, dass das nicht richtig ist. Vielmehr lernen Welpen erst durch die Zurechtweisung von Mutter und Geschwistern, ihre Beißintensität zu kontrollieren. Fehlt diese Sozialisation, ist es schwer, sie nachzuholen.

Ab der 8. Woche schließt sich die „Sozialisierungsphase“ an. Diese entscheidende Phase dauert etwa bis zum 3. Lebensmonat an.

Es ist sehr wichtig, dass der Züchter und später der Hundehalter hier keine Fehler machen. Die Hunde lernen in dieser Phase, wie sie sich Menschen, Hunden und Situation gegenüber richtig verhalten – oder erlernen eben auch Angstverhalten. Wenn in dieser so wichtigen Phase etwas schiefläuft, ist das kaum wieder auszubügeln, denn es sitzt tief in der Hundeseele. Das ist auch der Grund, weshalb ich bislang nicht mit Hunden aus einem Tierheim arbeiten wollte. Hier weiß man als Halter nie genau, was vielleicht in der Sozialisierungsphase schiefgelaufen ist. Trotzdem kann auch ein Tierheimhund ein toller Therapiebegleithund sein – etwa im Umgang mit Kindern in der Kinder- und Jugendpsychiatrie. Der Hund kann eine Art „Spiegel" für schlechte Verhaltensweisen sein. Diese Arbeit mit einem Tierheimhund erfordert meines Erachtens allerdings tiefe Kenntnisse in der Hundepsychologie. Auch bei der Resozialisierung von Gefängnisinsassen können Tierheimhunde Wunder bewirken, wie etwa die Arbeit eines Tierpsychologen in Kalifornien zeigt. Hier liegt für beide Seiten eine absolute Win-win-Situation vor.

Nelsons Züchterin machte während dieser entscheidenden Phase alles richtig.

Bei einem meiner Besuche brachte ich Nelson eine Hundebox mit, damit diese seinen „Stallgeruch" annehmen konnte und er sich später bei mir sicher und geborgen fühlen würde. Die Arbeit mit der Box als sicherem Rückzugsort gefiel mir von Anfang an und ich behielt sie auch nach seiner Eingewöhnungszeit bei mir bei. Mir war wichtig, dass er sich von Beginn an auf mich konzentrierte – ich musste die neue Anführerin, Leitfigur und Entscheidungsträgerin unseres kleinen Rudels werden. Ich bestimmte, was in Ordnung war und was nicht, alle Gegenstände in der Wohnung waren meine, ich gestattete meinem Hund, mit ihnen zu spielen. Das bedeutet, Nelson musste mir Gegenstände, mit denen er spielte, sofort überlassen, wenn ich sie beanspruchte. Um mit Hunden so intensiv arbeiten zu können, wie ich es tue, ist es wichtig, dass man sich in jedem Augenblick auf sie verlassen kann – und das funktioniert nur mit kontinuierlichem und konsequentem Training. Am Anfang der Ausbildung eines Hundes zum Therapiebegleithund steht in erster Linie der Aufbau einer verlässlichen und stabilen Beziehung zwischen mir als seiner Bezugsperson und ihm. Wir übten im Kleinen, was später im Therapieeinsatz wichtig werden würde, und Nelson erfuhr, dass er sich auf mich, meine Signale und meine Leitrolle verlassen konnte. Mit Nelson besuchte ich zunächst noch eine Welpenschule. Aufgrund meiner vorangegangenen Ausbildung entdeckte ich aber vieles, was mir weniger gut gefiel. Vielleicht ist es für Hunde, die sozusagen nur „privat“ angeschafft werden, nicht so wichtig, zu gehorchen, doch mich irritierte es, wie viel sich die Hunde ohne Konsequenz erlauben durften. Später besuchten wir rund anderthalb Jahre eine klassische Hundeschule, um uns auf die Begleithundeprüfung vorzubereiten, zu der wir verpflichtet waren. Auch dort vermisste ich zeitweise das tiefere Verständnis für die Hundepsyche. Natürlich kann man jeden Hund mit Leckerlis zu etwas motivieren – die wahre Kunst aber ist es doch, wenn er es ohne macht. Die Hundeszene ist hart umkämpft. Diskussionen über die richtige Hundeerziehung liegen an der Tagesordnung, Gleiches gilt wohl auch in der Kindererziehung. Ich denke, wir sollten individuell unsere Hunde betrachten, auf ihre Bedürfnisse eingehen und für den Hund die richtige Erziehungsmethode finden und wählen. Ich möchte klarstellen, dass meine Wahl der Hundeerziehung bei meinen

Hunden nicht auch zwingend die richtige Wahl bei anderen Hunden sein muss. Ich habe vieles gelesen und vieles ausprobiert und für uns letztendlich das Richtige gefunden.

Ein Problem mit Nelson ist bis heute sein Jagdtrieb. Den musste ich ihm mit viel Arbeit abtrainieren, doch heute läuft er problemlos überall ohne Leine. Das bedeutet nicht, dass der Jagdtrieb verschwunden ist – wir haben ihn nur im Griff. Jeder Hundebesitzer muss über eine Art Weitblick verfügen, mit dem er schwierige Situationen vorhersieht und rechtzeitig eingreift. Es darf nie sein, dass ein Hund darüber entscheidet, wie eine Situation abläuft oder nicht – das gilt nicht nur für Hunde in der tiergestützten Therapie. Natürlich muss ein Hund auch seinen Charakter zeigen, aber eben nur bis zu einem gewissen Grad.

Noch heute erinnere ich mich sehr gut an die Vorfreude auf Nelson. Wochenlang bereitete ich mich auf seine Ankunft vor. Und dann war er endlich da. Ich nahm Nelson ab der zwölften Woche mit zur Arbeit, damit er sich an den Arbeitsalltag gewöhnen konnte, also zum Beispiel an Fahrstühle, Menschen in Rollstühlen oder mit Gehhilfen. Wichtig war, dass Nelson verschiedene Reize und Menschen in einer vertrauensvollen Weise kennenlernte und so keine Angst vor ihnen entwickelte. Ich als seine Bezugsperson gab ihm die Sicherheit in diesen Lernsituationen und achtete darauf, ihn nicht zu überfordern. Von der sozialen Einrichtung, von der ich schon im Vorfeld so viel Unterstützung erfahren hatte, bekam ich die Erlaubnis, während meiner Arbeit Nelsons Box in einem der Therapieräume des Hauses aufzustellen, damit er sich dorthin zwischenzeitlich zurückziehen konnte. Ich ließ ihm dann ein Radio und ein Walkie-Talkie da, damit ich hören konnte, wenn etwas nicht in Ordnung war, doch Nelson zeigte nie Anzeichen von Stress oder Ähnlichem. In seiner Box fühlte er sich sicher – kein Wunder, er kannte sie ja bereits seit seinen Welpentagen.

Vom ersten Tag an nahmen die Klienten die Veränderung sehr gut an – die Vorfreude allein war ja schon riesengroß gewesen, als ich ihnen jede Woche neue Welpen-Bilder von Nelson und seinen Geschwistern gezeigt hatte. Nun endlich brachte ich ihn mit. Und als Nelson auch noch den engeren Kontakt von sich aus suchte, hatte er die Herzen unserer Klienten sofort erobert. Es war ein großartiges Gefühl zu sehen, dass alles, was ich in der Weiterbildung theoretisch erlernt hatte, nun auch in der Praxis funktionierte. Auch wenn ich mit Nelson noch nicht konkret arbeitete, zeigte sich, dass zum Beispiel der Zugang zu neuen Klienten durch seine Anwesenheit sehr viel leichter wurde.

Ich möchte allerdings das Integrieren eines Welpen in die tiergestützte Therapie nicht verschönern. Hundeerziehung ist besonders in den ersten drei Jahren auch eine nervenaufreibende und anstrengende Angelegenheit. Es muss bedacht werden, dass ein Welpe nicht direkt von Anfang an bei der tiergestützten Therapie zielgerichtet eingesetzt werden kann. Auch er benötigt drei Jahre Ausbildungszeit. Außerdem ist er dann gesetzter, weil er erwachsener ist. Welpen sind verspielt, brauchen viel Schlaf, und dann ist da noch die Pubertät. Es erfordert seitens des Hundehalters viel Geduld, konsequentes und kontinuierliches Handeln sowie Durchsetzungsvermögen. Es war auch bei uns anfänglich manchmal richtig anstrengend und nicht alles funktionierte auf Anhieb, aber ich hatte ein konkretes Ziel vor Augen und wusste, dass wir beide es schaffen würden.

Damals war es noch so, dass Hunde, die in der tiergestützten Therapie eingesetzt werden sollten, eine Begleithundeprüfung nach VDH (Verein für deutsches Hundewesen) absolvieren mussten. Dabei wurde der Hund auf seine Alltagstauglichkeit, das heißt in der Verkehrssicherheit, der Sozialverträglichkeit und Unbefangenheit sowie in der Gehorsamkeit getestet.

Bei dieser Prüfung geht es um Gehorsam, sowohl auf dem Platz als auch in der Öffentlichkeit, und der Hund muss sie ohne Hilfen wie Leckerlis oder Ähnlichem bestehen. Dabei muss er zeigen, dass er mit und ohne Leine bei Fuß gehen und problemlos eine Menschengruppe durchqueren kann. Auf dem Hundeplatz wird er von seinem Herrchen oder Frauchen in einiger Entfernung abgelegt und muss auf Zuruf kommen. Beim Teil in der Öffentlichkeit wird geprüft, wie er sich anderen Hunden, Radfahrern, Joggern und Fahrzeugen gegenüber verhält. Als Nelson knapp 20 Monate alt war, meldeten wir uns für die Begleithundeprüfung an. Nelson bestand sie beim zweiten Mal ohne Probleme. Während der ersten Prüfung stand er, als er im Platz lag – und eigentlich dort liegen bleiben sollte – auf und kam zu mir. Damit war die Prüfung nicht bestanden.

Ich persönlich halte nicht so viel von der Begleithundeprüfung, weil sie ein Schema darstellt, das Hund und Halter auswendig lernen. Meiner Meinung nach sagt dies nichts darüber aus, welche Bindung zwischen Hund und Besitzer besteht. Heute ist diese Prüfung kein Muss mehr. Was jedoch einmal absolviert werden muss, ist der Wesenstest nach ESAAT. Ideal wäre es, wenn dieser Test jährlich wiederholt werden müsste.

Während Nelsons Ausbildung gingen wir spielerisch klassische Übungen aus der tiergestützten Ergotherapie durch, die später von den Klienten umgesetzt wurden.

Da die meisten unserer Klienten in sozialen Einrichtungen lebten, verbrachten wir zwangsläufig viel Zeit im Auto. Von Anfang an achtete ich darauf, dass Nelson die Fahrten als Zeit in einem Entspannungs- und Rückzugsraum wahrnahm, und platzierte seine Hundebox im Kofferraum.

In der Hundeerziehung ist die Bewegung entscheidend. Nur ein Hund mit genügend Auslauf ist ein zufriedener und ausgeglichener Hund. Das nehme ich mir jeden Tag zu Herzen – ganz gleich, wie viel ich um die Ohren habe, das Gassigehen wird nicht vernachlässigt. Wenn ich merke, dass meine Hunde zu viel Energie in sich tragen, nehme ich das Fahrrad und fahre mit ihnen eine Runde. Die Arbeit mit Hunden ist eine kontinuierliche, die jeden Tag fortgesetzt werden muss, damit der Respekt erhalten bleibt. In den ersten drei Jahren ist ein Hund ein „Azubi", das heißt, er lernt besonders intensiv. Danach wird das Gelernte nur durch die tägliche Arbeit wachgehalten – was nicht heißt, dass ältere Hunde nicht auch Neues lernen können, das können sie jederzeit.

Besonders berührend war es für mich, als Nelson unseren Familienhund Leon kennenlernte, der damals schon ein Hundesenior war. Zu dieser Zeit wohnte ich bereits in meiner eigenen Wohnung, die etwa 18 Kilometer von meinem Elternhaus entfernt lag. Die beiden verstanden sich von Anfang an gut. Den ersten Kontakt der beiden werde ich nie vergessen. In meinen Büchern über Hundepsychologie hatte ich gelesen, dass man einen Welpen dem

Erstfamilienhund auf neutralem Boden vorstellen sollte. Ich traf mich mit meinem Vater und Leon in einem Waldstück. Als ich den Motor meines Autos ausschaltete und ausstieg, kam mein Vater mit Leon zu uns. Nelson, der erst seit zwei Tagen bei mir war, saß entspannt in seiner Box im Kofferraum. Leon schnupperte, merkte sogleich, dass da noch ein anderer Hund war, und begann sofort zu sabbern. Das machte er eigentlich nie. Ich öffnete den Kofferraum, damit sich die beiden von Weitem beschnuppern und ansehen konnten. Als dann das Schwanzwedeln von beiden hinzukam, ließ ich Nelson aus seiner Box und setzte ihn auf dem Boden ab. Beide Hunde beschnupperten sich nun ausgiebig und konnten sich so eingehend kennenlernen. Der so wichtige Erstkontakt war geglückt und sehr gut verlaufen. Zwei meiner Lieblinge vereinten sich und ich war einfach nur unglaublich glücklich. In den kommenden Wochen – beide verstanden sich nach wie vor prima – bemerkte ich, wie sich Nelson an Leon orientierte. So etwas ist immer schön zu sehen.

Ende Mai 2012 jedoch verstarb Leon ganz plötzlich, obwohl es ihm nach einer längeren immer wiederkehrenden Krebserkrankung eigentlich schon wieder besser ging. Ich hatte den Eindruck, dass er gehen konnte, weil er wusste, dass nun ein anderer da war, der auf „sein Rudel" aufpasste. Mir fiel der Abschied von Leon sehr schwer, auch wenn Nelson mich tröstete.

Die Zeit, als Nelson zu mir kam, war eine Zeit voller Abschiede und Neuanfänge. Auf der einen Seite war ich voller Vorfreude auf meine Arbeit in der tiergestützten Therapie und natürlich auf Nelson, meinen ersten, eigenen Hund, auf der anderen Seite musste ich erst Leon, meinen geliebten Begleiter, gehen lassen und zwei Wochen zuvor auch noch meine Oma. Sie war damals bereits fast 95 Jahre alt und wir alle wussten, dass es bald so weit sein würde – doch als es geschah, ging der Schmerz trotzdem tief. Sie lag zunächst eineinhalb Wochen im Krankenhaus und anschließend eineinhalb Wochen im Hospiz. Man sagte uns, dass sie jeden Tag sterben könnte, also besuchten wir, die ganze Familie, sie so oft wir nur konnten. Wann immer es mir zeitlich möglich war, saß ich neben ihrem Krankenbett, hielt ihre Hand und erzählte ihr, was gerade in meinem Leben geschah. Ich berichtete von meiner Ausbildung und von all den verrückten Dingen, die Nelson als kleiner Welpe so anstellte. Eine Pflegekraft des Hauses erwähnte gegenüber meiner Mutter, dass sie den Eindruck hätte, dass Oma noch nicht sterben könne, weil sich nicht alle von ihr verabschiedet hätten. Niemand kam auf den Gedanken, dass es sich dabei um einen Hund handeln würde.

Eines Tages kam ich auf die Idee, Nelson mitzubringen. Meine Oma, die dem Tod näher war als dem Leben, registrierte Nelson sofort, als wir ihr Zimmer betraten.

„Oh, du hast den Hund mitgebracht“, rief sie.

Meine Oma, die bei meinen Eltern im Haus wohnte, hatte all unsere Hunde kennengelernt.

Vorsichtig breitete ich Nelsons Decke auf ihrem Bett aus und ließ ihn zu ihr hochspringen. Er begrüßte sie freundlich, leckte ihr die Hände und schmiegte sich an sie. Obwohl ihre Kräfte kaum noch ausreichten, spielte meine Oma mit ihm und lächelte. Sie wirkte sehr glücklich. Als wir gingen, wusste ich nicht, dass dies mein letzter Besuch bei ihr gewesen war. Sie starb in jener Nacht.

SCHRITT FÜR SCHRITT IN DIE SELBSTSTÄNDIGKEIT

Um mehr Zeit für Nelson und seine Ausbildung zu haben, reduzierte ich meine wöchentliche Arbeitszeit von 35 auf 30 Stunden. Gleichzeitig war mir schon damals klar, dass mein Ziel die Selbstständigkeit war. Trotz der Unterstützung durch die soziale Einrichtung seitens des Heimleiters wurde das Verhältnis zu meinem damaligen Arbeitgeber, der ergotherapeutischen Praxis, immer schwieriger. Die Praxisleitung dort hielt wenig von der tiergestützten Therapie und hatte selbst keinen Bezug zu Hunden, sodass von Anfang an klar war, dass es hier keine längerfristige Zusammenarbeit geben konnte.

Ich begann ein Jahr lang, mich Schritt für Schritt auf die Selbstständigkeit vorzubereiten. Ich suchte Steuer- und Finanzberater auf, suchte Hilfe bei Organisationen für zukünftige Selbstständige in der näheren Umgebung und erstellte einen Businessplan. Mich selbstständig zu machen, war der logische nächste Schritt nach meiner Weiterbildung.

Während ich mich auf meine Selbstständigkeit vorbereitete, überlegte ich, was ich tun könnte, wenn Nelson das Arbeitspensum nicht mehr schaffen würde. Und dann kam meine Freundin Lena mit Lotta ins Spiel. Lena und Lotta sind unsere Nachbarn und wohnen direkt gegenüber. Wir trafen uns per Zufall, als Nelson noch ein Welpe war, im nahe gelegenen Park und lernten uns dadurch besser kennen. Lotta und Nelson verstanden sich von Anfang an prima und auch zwischen Lena und mir entwickelte sich eine Freundschaft, die bis heute anhält.

Als wir uns eines Nachmittags über meine Situation mit Nelson unterhielten und ich Bedenken über das zu bewältigende Arbeitspensum anmeldete, bot sie mir an, es mal mit Lotta zu versuchen, wenn es Nelson zu viel würde. Daraufhin testete ich Lotta, und es stellte sich heraus, dass sie als Therapiebegleithund geeignet war. Ich meldete Lotta bei meiner Hundehaftpflichtversicherung an, da ich eine spezielle Versicherung hatte mit dem Zusatz: „Wird zu therapeutischen und pädagogischen Zwecken eingesetzt." Nachdem sie den Wesenstest nach ESAAT erfolgreich bestanden hatte, konnte es losgehen. Eine Begleithundeprüfung war in ihrem Fall nicht nötig, da sie dafür mit sieben Jahren schon zu alt war. Außerdem reichte es auch, dass Nelson die Prüfung absolviert hatte.

Lotta, ein Mix aus Collie, Hovawart und Appenzeller Sennen, spielte für Nelsons Sozialisierung eine wichtige Rolle. Sie war sein Vorbild und – nach mir – sein Leithund. Ihr Verhalten gab ihm Sicherheit und er schaute sich vieles von ihr ab. Da Lena tagsüber arbeitete, war es für uns alle eine echte Win-win-Situation. Ich nahm Lotta mit zur Arbeit und brachte sie abends wieder nach Hause. Wir alle profitierten von dieser Lösung, vor allem, weil Lotta sich aufgrund ihrer Art einfach perfekt zum Therapiebegleithund eignete. Für mich war es ein guter Weg, um auszuprobieren, ob es sich lohnen würde, den Weg in die Selbstständigkeit und die Arbeit mit mehr als einem Hund zu wagen. Von Anfang an war geplant, dass Lotta nur so lange „aushelfen" sollte, bis ein zweiter Hund ihren Job übernehmen würde. Schließlich war sie mit ihren sieben Jahren schon recht alt für die Therapiearbeit und ich wollte ihr das nur so lange wie nötig zumuten. Zudem bestand bei meiner Freundin die Aussicht, Lotta in Zukunft mit zur Arbeit zu nehmen.

Im Oktober 2013 war es so weit: Ich verließ die Ergotherapiepraxis, gründete mein Unternehmen „ErgoDog" und arbeitete zunächst freiberuflich. Freiberuflich bedeutete bei mir: Ich war als Freiberuflerin in einer Ergotherapiepraxis ca. 40 km entfernt „angestellt" und machte über diese Praxis meine Abrechnungen. Die Praxisinhaberin kannte ich noch von meiner damaligen Ergotherapieausbildung.

Gleich zehn Klienten kamen freiwillig mit mir – sie wollten auf mich, Nelson und später auch Quereinsteiger Lotta einfach nicht mehr verzichten. Immer noch verbrachte und verbringe ich viel Zeit in der sozialen Einrichtung, wo mich der Heimleiter von Anfang an auf meinem Weg unterstützte. Durch Mundpropaganda kamen immer mehr Anfragen auf mich zu und mir war klar, dass ich das bald nicht mehr bewältigen konnte – der Tag hatte einfach nicht mehr genug Stunden für alle Klienten. Lotta und Nelson teilte ich am Tag auf. Morgens beispielsweise Lotta und nachmittags Nelson. Immer im Wechsel. Wenn es die Zeit zuließ, kamen auch mal beide mit, was natürlich ein gutes Training für die Hunde war. Die Arbeit wird dann von den Hunden automatisch positiv bewertet, weil der Hundekollege mit dabei ist und zwischendurch mal gespielt werden kann. Ich achtete stets auf Ruhephasen meiner beiden „Mitarbeiter". Sie arbeiteten etwa vier Stunden am Tag, jedoch überwiegend begleitend tiergestützt und nicht zielgerichtet.

Wie viele, die vor dieser Entscheidung stehen, zögerte ich noch, die Verantwortung für Angestellte und eigene Praxisräume zu übernehmen. Was, wenn auf einmal die Klienten wegblieben? Dazu kam es glücklicherweise nie. Ich eröffnete meine Ergotherapiepraxis „Ergo-Dog“ im Herzen von Osnabrück und betreute Klienten in verschiedenen Einrichtungen und später auch bei mir in der Praxis.

ICH HABE EIN TEAM: LINDA UND NERO

Da ich so viele Anfragen hatte, stand von vorneherein fest, dass eine zweite Person hermusste, die ich glücklicherweise in Linda fand – zufälligerweise meine Nachfolgerin in der Ergotherapiepraxis, in der ich zuletzt fest angestellt gearbeitet hatte. Linda, gerade 27 geworden, hatte ihre Basisausbildung zum „Therapiebegleit-hundeteam“ nach ESAAT gerade beendet und startete im September 2015 die größere Ausbildung zur „Fachkraft für tiergestützte Interventionen“. ESAAT gibt vor, dass man nur tiergestützt arbeiten kann und darf, wenn man die Basis- und die Fachkraftausbildung hat. Vorher sei man dazu aufgrund des Wissensstandes nicht in der Lage. Völlig zu Recht. Meiner Meinung nach benötigt man zur tiergestützten Therapie fundamentales Grundwissen, denn es kann dabei viel zu viel passieren und falsch laufen. Linda und ich waren von Anfang an ein sehr gutes Team, das sich auf vielen Ebenen ergänzte.

Linda:

„Zwischen Verena und mir gibt es viele Parallelen. Wir sind fast im gleichen Alter – ich bin nur knapp vier Jahre jünger als sie –, wir haben die gleiche Ausbildung gemacht und sind beide große Hundefreundinnen. Auch ich wuchs mit Hunden auf. Als ich sieben Jahre alt war, hatte meine Familie einen Yorkshire Terrier, den ich als Kind über alles liebte, später einen Golden Retriever. Schon immer fühlte ich mich Hunden sehr verbunden. Ich spürte, dass sie mich auf eine Weise verstanden, die keine Worte benötigte, dass sie mich bedingungslos liebten. Für mein Selbstvertrauen und das Vertrauen in die Welt als solche war das eine wichtige Quelle. 2012 kam Nero, ein Labrador, als Familienhund zu uns, 2013 verließ ich meine Heimatstadt, um in Osnabrück als Ergotherapeutin zu arbeiten. Meine Freunde und meine Familie zurückzulassen, war nicht leicht für mich, aber besonders Nero vermisste ich sehr. Ich fing damals in jener Ergotherapie-Praxis an, in der auch Verena arbeitete, allerdings war sie damals eigentlich schon auf dem Sprung in die Selbstständigkeit. Wir verstanden uns auf Anhieb, und von ihr erfuhr ich von der tiergestützten Therapie. Ich war sofort begeistert und erkundigte mich, wie und wo eine solche Weiterbildung möglich war. Erst einmal aber kam bei mir, ähnlich wie bei Verena damals, eine Umbruchphase. Meine Eltern

trennten sich und Nero kam zu mir. Auch wenn ich zu diesem Zeitpunkt bereits erwachsen war, bedeutete das für mich doch einen Einschnitt, über den mir aber Neros Anwesenheit ein wenig hinweghalf. Leider litt auch ich unter dem eher schwierigen Arbeitsklima in der Praxis, das ja auch Verena bereits kannte. Mir war klar, dass ich so nicht für immer arbeiten wollte, also packte ich den Stier bei den Hörnern und trat mit Nero zum Wesenstest an, um zu wissen, ob er überhaupt für die tiergestützte Therapie geeignet war. Er bestand den Test und kurz darauf begann ich mit meiner Weiterbildung nach ESAAT. Um Nero auf die tiergestützte Therapie vorzubereiten, besuchte ich außerhalb meiner Arbeitszeit ab und an Bewohner von sozialen Einrichtungen, sodass er mit dem Arbeitsumfeld vertraut wurde. So lernte er Rollatoren, Rollstühle, Gehhilfen die unterschiedlichsten Menschen mit Behinderungen kennen, wobei er mit diesen auch schon als Junghund in Berührung kam. Ich muss gestehen, dass ich mir das alles, bevor ich die Ausbildung zur „Fachkraft für tiergestützte Interventionen" nach ESAAT begann, ganz einfach vorgestellt hatte, nun aber überrascht war, wie umfangreich und arbeitsintensiv alles war.

2015 fragte mich Verena, die ich öfter in einem Pflegeheim traf, ob ich mir nicht vorstellen könnte, mit Nero in ihrer neuen Ergotherapiepraxis, die sie eröffnen wollte, zu arbeiten. Da musste ich nicht lange überlegen und sagte zu. Die ersten Monate bedeuteten eine große Umstellung. Die neue Arbeit mit Nero war zunächst etwas anstrengend und wir beide fielen abends „hundemüde" ins Bett. Trotzdem zweifelte ich keine Sekunde daran, die richtige Entscheidung getroffen zu haben – denn wenn man sich erst mal eingearbeitet hat, ist es für mich die wunderschönste Arbeit, die ich mir vorstellen kann. Verena unterstützte mich zu jedem Zeitpunkt sehr, was mich bestärkte. Wir sind ein gutes Team, voller Vertrauen und Respekt. Wir können uns austauschen und unterstützen uns. Ich könnte mir keinen schöneren Arbeitsplatz vorstellen."

Mir als frischgebackener Chefin und Inhaberin von ErgoDog war und ist es wichtig, all jene Fehler zu vermeiden, unter denen ich in meinem bisherigen Arbeitsleben schon gelitten hatte. Ich wollte eine gute Vorgesetzte sein und ein positives Arbeitsklima schaffen, denn nur so konnte etwas Gutes aus unserer Arbeit entstehen.
Es ist von entscheidender Bedeutung, dass wir als Ergotherapeutinnen authentisch und empathisch auftreten, sodass die Klienten Vertrauen zu uns aufbauen können. Unsere Hunde als „Co-Therapeuten" schlagen oft die erste Brücke, sie sind der Schlüssel zur Seele der Klienten.

Im alten Bahnhof in Osnabrück wurden – wenn auch noch unsaniert – neue Geschäftsräume frei, und so wagte ich, gerade 31 geworden, den Schritt. Lindas Labrador Nero, im selben Alter wie Nelson, hatte ebenfalls alle Prüfungen bestanden. Endlich wuchs „mein" Team zusammen.

UNSER RUDEL WÄCHST: PEPE KOMMT ZU UNS

Lotta, die tapfere Collie-Mix-Hündin, kam langsam ins Rentenalter und außerdem sollte sie ja nur für eine gewisse Zeit bei uns arbeiten. So begann ich, mich nach einem weiteren Welpen umzusehen. Ich fand eine gute Retro-Mops-Züchterin, bei der die Welpen nicht nur mit anderen Hunden, sondern gleich mit einer Vielzahl von Tieren aufwuchsen, darunter Pferde, Pfauen, Gänse, Enten und Ziegen. Pepe, ganz klein und schwarz, geboren am 30.04.2015, eroberte sofort mein Herz. Nelson, den ich dreimal zur Züchterin mitgenommen hatte, sabberte bei jedem Besuch wie Leon, der damals auf Nelson traf. Natürlich war es auch eine Art von Stress bei ihm, aber dieses Sabbern war erstaunlich. Nelson hatte seitdem nie wieder gesabbert. Ich bin davon überzeugt, dass Nelson sowie auch Leon damals gespürt haben, dass eine Veränderung ins Haus kommen würde.

Ende Juni zog Pepe endgültig bei uns ein und es berührte mich zu sehen, wie Nelson nun die Rolle übernahm, die vorher Leon und Lotta für ihn hatten: Er wurde zu Pepes Vorbild. Pepe nahm ich bereits nach einer Woche in einer Hundetragetasche mit zur Arbeit. Pepe ist heute noch ein wenig wild und verspielt, aber er macht sich toll und unser Rudel ist endlich vollständig. Lotta hingegen darf nun jeden Tag mit ihrem Frauchen zur Arbeit fahren. Wir treffen uns oft und Nelson und sie verstehen sich noch immer prächtig und auch an Pepe gewöhnt sie sich immer mehr.

HUNDEPSYCHOLOGIE IST DAS A UND O

Schon während meiner Ausbildung war mir klar, dass das Arbeiten mit Hunden ein ständiges Lernen bedeutet. Ich holte mir im Anschluss daran noch so viele Anregungen von Profis, wie ich nur konnte, und absolviere noch heute jedes Jahr etliche Fortbildungen in den Bereichen Hundepsychologie und tiergestützte Therapie.

Hundepsychologie stellt einen Bereich dar, in welchem der Fachmann oder die Fachfrau nie auslernt, sondern sich ständig weiterbilden muss und den Austausch mit anderen braucht. Pro Jahr besuche ich mehrere Fortbildungen und Kongresse, wie etwa den ISAAT/ESAAT-Kongress oder in diesem Jahr das Wolf & Co 2017, 6th International Symposium on Canids – behavior and conservation. Das internationale Canidensymposium beinhaltet ausführliche Fachreferate von Wissenschaftlern und Experten mit anschließenden Diskussionsrunden. Um den fachlichen Austausch zu erleichtern, werden die Vorträge mithilfe moderner Dolmetscher-technik übersetzt. Informative Poster-Präsentationen und Stände, ausgewählte Zusatzvorträge sowie das „Meet & Greet“ mit den referierenden Wissenschaftlern sind ebenso Bestandteil des Symposiums, wie die Möglichkeit, abends in der hauseigenen Bar gemeinsam den Tag ausklingen zu lassen.

Therapiebegleithunde sind keine Supertiere oder müssen Kunststücke aus dem Zirkus können. Sie sind ganz normale Hunde. Der Unterschied zum einfachen Haushund entsteht erst durch uns, die Therapeuten und speziell geschulten Hundehalter. Unsere Therapiebegleithunde werden überwiegend begleitend anstatt zielgerichtet innerhalb der Ergotherapie eingesetzt. Auch meine Hunde haben mal einen schlechten Tag oder wollen nicht mitarbeiten. Oft erlebe ich dann, dass Außenstehende erstaunt sagen: „Aber das darf er doch nicht – er ist doch ein Therapiebegleithund." Das ist er zwar, aber er ist ein Lebewesen und keine Maschine, und Pepe und Nelson wissen nicht, dass sie „bei der Arbeit" sind. Noch dazu hat jeder Hund seine ganz eigene Persönlichkeit – sie sind wie wir, Individuen. Wir Menschen kennen das Gefühl, wenn wir „mit dem falschen Fuß" aufstehen oder jemandem begegnen, den wir nicht leiden können. All das erleben Hunde natürlich auch, nur gibt es bei ihnen keinen „Höflichkeitsfilter" wie bei uns Menschen, hinter dem sie das verbergen. Unsere Hunde sind bestmöglich sozialisiert und somit oft resistent gegenüber jeglichen Reizen. Außerdem sorgen wir dafür, dass es unseren Hunden bei der Arbeit und darüber hinaus gut geht, sie genügend Ruhephasen bekommen und wir sie möglichst fernhalten von negativem Stress. Doch das ist nicht immer machbar. Stress ist unvermeidbar. Jeder Mensch und jeder Hund hat über den Tag verteilt mal kurzweiligen Stress. Doch nicht jeder Stress ist schädlich. Im Gegenteil. Stress ist wichtig, um den Organismus überhaupt funktionstüchtig zu halten. Zudem stellt Stress einen Indikator für die eigene Belastbarkeit dar. Die körperliche und geistige Leistungsfähigkeit wird erst durch Stress gesteigert. Doch wenn der Stress zu viel wird, wenn also ein gewisser Punkt, der bei jedem Individuum anders ist, überschritten wird, dann wird aus positivem Stress pathologischer Stress, der krank macht. Sobald wir merken, unsere Hunde fühlen sich nicht wohl, sorgen wir dafür, dass sie aus der Situation positiv wieder herausgehen. Macht man das nicht, kann unter Umständen eine negative Verknüpfung/Konditionierung auf Räumlichkeiten oder auf bestimmte Personen stattfinden und das soll nicht geschehen. Dabei wird zwischen (positivem) Eustress und (krankmachendem) Disstress unterschieden.

Aktuell besuche ich mit meinen Hunden keine Hundeschule. Mein tägliches Training und meine Erfahrungen mit ihnen sorgen dafür, dass wir ein sehr gutes Verhältnis und eine enge Bindung zueinander haben. Um mit meinen Hunden in der Ergotherapie überhaupt arbeiten zu können, muss meine Beziehung zu meinen Hunden intakt sein.

DIE RICHTIGEN ARBEITS-BEDINGUNGEN FÜR DEN HUND

Bei allen Vorteilen, die die tiergestützte Intervention für die Menschen hat, darf diese nicht zu einer Belastung für den Hund werden. Gerade, weil Hunde so sensibel auf uns reagieren, kann das tägliche Arbeiten mit schwerkranken oder sogar sterbenden Menschen sie belasten. Nur wenn wir die Grenzen unserer tierischen Co-Therapeuten achten und sie mit Respekt behandeln, können wir sie dauerhaft erfolgreich einsetzen. Meine Hunde sind eine wichtige Ressource bei meiner täglichen Arbeit, doch sie sind zugleich auch meine Freunde, und als Leitfigur und Frauchen trage ich eine große Verantwortung für ihr Wohlergehen. Gesundheit, Sicherheit und Lebensqualität der Tiere dürfen unter dem Einsatz bei Klienten nicht leiden.

Bereits 1998 verabschiedete die International Association of Human-Animal Interaction Organizations, kurz IAHAIO, die sogenannten „Prager Richtlinien" zum Einsatz von Therapiebegleithunden. Ein Auszug daraus besagt Folgendes:

- *Es werden nur Heimtiere eingesetzt, die durch Methoden der positiven Verstärkung ausgebildet wurden und artgerecht untergebracht und betreut werden.*
- *Es werden alle Vorkehrungen getroffen, damit die betroffenen Tiere keinen negativen Einflüssen ausgesetzt sind.*
- *Der Einsatz von Tieren in helfender bzw. therapeutischer Funktion sollte in jedem Einzelfall begründete Erfolgsaussichten haben.*
- *Es sollte die Einhaltung von Mindestvoraussetzungen garantiert sein, und zwar im Hinblick auf Sicherheit, Risiko-Management, körperliches und psychisches Wohlbefinden, Gesundheit, Vertraulichkeit sowie Entscheidungsfreiheit. Ein*

angemessenes Arbeitspensum, eine eindeutig auf Vertrauen ausgerichtete Aufgabenverteilung sowie Kommunikations- und Ausbildungsmaßnahmen sollten für alle beteiligten Personen klar definiert sein.

2012 wurde auf der Tagung „Tiergestützte Interventionen im Fokus der Wissenschaften“ ein Positionspapier unterzeichnet und von 40 Teilnehmern verabschiedet, das qualitative Standards in Haltung und im Einsatz von Tieren in der tiergestützten Intervention festlegt.

Darin heißt es unter Punkt 7:

„Bedürfnisse, Haltung und Einsatz der Tiere, Sachkunde

7.1 Grundsatz beim Einsatz ist die Vermeidung von Überforderung und Stress beim Tier.

7.2 Der Einsatz der Tiere orientiert sich an ihren physischen und psychischen Eigenschaften und Fähigkeiten (z. B. Gesundheit, Stress-Reaktivität, Kontaktfreude u. a. zu fremden Menschen).

7.3 Das Tier muss auf den Einsatz tiergerecht vorbereitet sein und darf bei Anzeichen von Abwehr oder Angst nicht gegen seinen Willen eingesetzt werden.

7.4 Tierindividuen mit Bindungsstörungen (z. B. Fehlprägungen) sind nicht geeignet für den tiergestützten Einsatz, da sie in ihrem Verhalten vom arttypischen Verhalten abweichen. Diese Tiere reagieren in der Kommunikation und im Sozialverhalten mit den Menschen weniger adäquat (z. B. Gefährdung des Menschen durch Distanzverlust und Fehlverhalten des Tieres).“

Therapiebegleithunden wird Einiges zugemutet. Nicht nur erleben sie traurige oder angespannte Menschen, sie müssen sich auch immer wieder neu auf Fremde einlassen, ihnen wird zum Beispiel unbeabsichtigt rau in das Fell gepackt, weil motorische Störungen vorliegen. Im Training werden sie mit meiner beruhigenden Stimme, Streicheleinheiten und gegebenenfalls auch Leckerlis belohnt. Wir achten darauf, dass unsere Hunde so wenig wie möglich Leckerlis von fremden Leuten bekommen. Das hat einen ganz einfachen Grund: Ablenkung und Konditionierung auf die Leckerlis. Der Kontakt zum Menschen würde bei unseren Hunden dann nur deshalb entstehen, weil der Hund Leckerlis erwartet und nicht, weil er einfach von sich aus Zuneigung und Freude empfindet. Gegen ein Leckerli zur Begrüßung oder zum Abschied ist natürlich nichts zu sagen. Auch bei der Ernährung haben wir ein Auge auf Qualität und Ausgeglichenheit. Ausgleich ist überhaupt das Stichwort: Schon zuvor habe ich betont, wie wichtig der regelmäßige Auslauf ist. Gemäß der Prager Richtlinien darf ein Therapiebegleithund nur dreimal die Woche und maximal zweimal am Tag zwischen 15 und 60 Minuten zielgerichtet eingesetzt werden. Frisches Wasser sollte immer verfügbar sein und es muss beachtet werden, dass Hunde zwischen 12 und 18 Stunden pro Tag Schlaf brauchen. Ich persönlich sorge dafür, dass meine Hunde noch mehr Schlaf bekommen, schließlich ist auch in dieser Hinsicht jeder Hund anders. Manche Hunde muss man auch mal zur Ruhe zwingen, weil sie den „Ruhe-Schalter“ nicht von allein finden. Stress und Überforderung meiner Hunde zu vermeiden, ist neben dem Wohlbefinden und der Sicherheit meiner Klienten oberstes Gebot meiner Arbeit. In der Einschätzung der Arbeitsbelastung spielt es eine wichtige Rolle, ob der Hund zielgerichtet/aktiv oder nur begleitend zum Einsatz kommt. Zielgerichtet/aktiv bedeutet, dass er an den Übungen, die ich mit den Klienten mache, direkt beteiligt ist, etwa weil er Leckerlis in diversen Intelligenzspielzeugen erschnüffeln muss oder wir eine tiergestützte Gruppentherapie mit ca. 5–8 Teilnehmern gestalten. Begleitend heißt, dass er nur dabei ist, mit der ergotherapeutischen Arbeit selbst aber nichts zu tun hat. Er liegt beispielsweise auf einer Decke oder dem Schoß des Klienten und verbessert so dessen Stimmung und Motivation, muss aber mehr nicht tun. Die Anwesenheit des Hundes reicht aus.

Aktuell gibt es leider viel zu viele Anbieter für Therapiebegleithundeausbildungen, sodass das Angebot sehr unübersichtlich und eine Qualitätssicherung schwierig geworden ist. Es gibt einfach viele Anbieter, die behaupten: „Wir bilden Therapiehunde aus.“ ESAAT und ISAAT sind beides qualitativ hochwertige Verbände, sie sich darauf spezialisiert haben. Allein schon der Begriff „Therapiehund“, der sich etabliert hat, ist falsch. Nicht ein Hund therapiert den Menschen, das tun wir Ergotherapeuten und der Hund begleitet uns dabei. Der richtige Begriff lautet daher: „Therapiebegleithund“. Keine Krankenkasse finanziert einen Therapiehund. Wir Therapeuten werden für unsere ergotherapeutische Arbeit von der Krankenkasse bezahlt und ein Therapiebegleithund wird sozusagen als Medium innerhalb der Therapie eingesetzt, wie beispielsweise auch Therapiemethoden von Perfetti bis Bobath und Affolter. Das ist ein Grund dafür, warum sich die Tierschutzorganisation PETA wahrscheinlich in Zukunft bei zunehmender Popularität des Themas tiergestützte Therapie einschalten und vor der Überforderung der Tiere, insbesondere der Hunde, warnen wird. Das Thema „tiergestützte

Therapie“ ist gerade in, aus gutem Grund, doch wie alle erfolgreichen Entwicklungen birgt auch diese die Gefahr von nur auf Geld und Gewinn ausgerichteten Menschen ausgenutzt zu werden. So machen sich solche Leute möglicherweise weniger Gedanken um ihre Tiere und ihre Klienten. Nicht jeder Hundehalter kann einfach mal ein bisschen tiergestützte Therapie machen, und auch eine lange und vertraute Beziehung zwischen Mensch und Hund ist kein alleiniger Garant für die erfolgreiche tiergestützte Therapie. Dazu gehört viel mehr, wie ich hoffentlich auch anhand meines Werdegangs und meiner Ansprüche deutlich gemacht habe. Meine kontinuierliche Weiterbildung im Bereich Hundepsychologie hilft mir, die Signale meiner Hunde immer besser zu verstehen. Desinteresse kann Rückzugsverhalten bedeuten, während Fiepen durchaus Freude, aber eben auch ein Stressanzeichen sein kann. Das gilt es zu erkennen und entsprechend darauf zu reagieren.

Wie sich die Arbeit in der tiergestützten Therapie auf die Hunde auswirkt, ist bislang kaum erforscht, sodass Tierschutz ein wichtiges Thema ist, um das sich die Branche in Zukunft noch mehr kümmern muss und wird. Nicht jeder Hund ist für die Arbeit geeignet. Welpen können von Anfang an auf den Einsatz vorbereitet werden, weshalb ich den Einsatz von Hunden aus dem Tierheim eher kritisch sehe. Es steht einfach zu viel auf dem Spiel, für die Klienten, für den Hund und für den Halter, und es besteht die Gefahr, dass bei Zwischenfällen oder unprofessionellem Umgang die gesamte Zunft einen Imageschaden erleidet, der sich bei einem verantwortungsvollen Umgang und guten Qualifikationen vermeiden ließe. Standards in der Ausbildung für Mensch und Tier und eine fortschreitende

Professionalisierung sind Garanten dafür, dass die tiergestützte Therapie für alle Beteiligten ein Erfolgsmodell ist, wenn auch, wie bereits ausgeführt, kein Allheilmittel.

PROFESSIONELLES ARBEITEN IN DER TIERGESTÜTZTEN THERAPIE

Der Hund an sich kann zwar den Therapieerfolg unterstützen, er entbindet uns Ergotherapeuten aber nicht von der Arbeit. Die tiergestützte Ergotherapie stellt keine eigenständige Therapieform dar, sie ist eine Erweiterung der klassischen Ergotherapie um den Faktor Hund. Seine Anwesenheit hat einen verstärkenden Effekt auf unsere Arbeit, er kann den Weg zu einem ersten Kontakt bereiten, motivierend, stärkend und aufmunternd wirken.

Tiergestützte Therapie funktioniert nicht immer und nicht bei jedem Patienten. Es ist Teil meiner Verantwortung als Therapeutin, zu erkennen, wo sie einen echten Mehrgewinn bedeutet und wo nicht. Vor Kurzem erlebte ich den Fall, dass die Familie einer jungen Frau mit Downsyndrom auf mich zukam und sich wünschte, dass ich mit ihrer Tochter tiergestützt arbeitete. Schon beim ersten Treffen aber zeigte sich, dass sie selbst überhaupt kein Interesse an den Hunden hatte. Für sie waren andere Dinge wichtig: Sie wünschte sich vor allem jemanden, der mit ihr einkaufen ging, da ihr das besondere Freude bereitete. Ich bot ihr an, mit mir und den Hunden einen Spaziergang zu machen, doch das lehnte sie ab. Ich erkannte, dass es an dieser Stelle nichts bringen würde, die tiergestützte Therapie einzusetzen, teilte das den Eltern mit und brach die tiergestützte Therapie ab. Ich möchte Menschen mit meinem Angebot bereichern – wenn sie das aber nicht möchten, dann ist das nicht nur für sie, sondern auch für mich als Therapeutin frustrierend, und daher ist es wichtig, sich das ehrlich einzugestehen. Menschen sind eben verschieden und es gehört zu meiner Arbeit, genau das zu erkennen und auf individuelle Wünsche und Bedürfnisse einzugehen, selbst wenn das bedeutet, dass sich eine Zusammenarbeit als nicht sinnvoll erweist.

Tiergestützte Therapie ist nicht nur aufgrund der dargestellten Vorteile für den Menschen ein echter Gewinn. Sie besteht nicht aus einem reinen „Ausprobieren“, ob der Hund sich positiv auf einen Klienten auswirkt, sondern folgt klaren methodischen Vorgaben, die den Therapieerfolg messbar machen, den wir als Ergotherapeuten in regelmäßigen gewünschten Berichten den behandelnden Ärzten darlegen oder in einem Konzept ausarbeiten, das zum Beispiel Trägern und Versicherungen als Entscheidungsgrundlage dient. Die ausführliche Dokumentation jeder Behandlung und das Erstellen eines individuellen Behandlungsplans gehören selbstverständlich zur Arbeit als Ergotherapeutin – ob mit Hund oder ohne. Ergebnisse sollten messbar und erkennbar in fortlaufenden Ergebnisevaluationen festgehalten werden, die nicht nur ich, sondern auch die Pflegekräfte und die Ärzte einsehen können, denn nur Transparenz schafft Vertrauen. Ich persönlich nehme mir für das Schreiben von Berichten immer besonders viel Zeit und berichte ausführlich, auch um eventuell bestehende Vorbehalte des Arztes gegenüber meiner Arbeit auszuräumen und um ihn von den Vorteilen der tiergestützten

Therapie zu überzeugen. Aber selbst das bringt manchmal nichts. Wir kennen vereinzelte Ärzte, die niemals in ihrem Leben Kontakt zu anderen Tieren hatten und Hunde einfach nicht mögen. Diese Ärzte lehnen unser Angebot der tiergestützten Ergotherapie konsequent ab. Dass manche eingefleischte Mediziner keinen Hang zur Alternativmedizin haben, ist klar – dadurch verdienen sie ja nicht viel im Gegensatz zur Vergabe von Medikamenten und Verteilung von OPs. Trotz aller Popularität, die die tiergestützte Intervention in den vergangenen Jahren erfahren hat, wird sie gerade von Ärzten oft noch kritisch beäugt, weil man ihr wissenschaftliches Fundament anzweifelt oder sie für eine Modeerscheinung hält. Nur sehr qualitätsbewusstes Arbeiten und Transparenz können an diesem Eindruck etwas ändern, und ich sehe alle, die im Bereich der tiergestützten Therapie arbeiten, hier in der Pflicht. Dazu gehören auch Standards wie ein Hygieneplan, fortlaufende Dokumentation, regelmäßige Betreuung durch den Tierarzt, sachgemäße Versicherungen (wie die Haftpflichtversicherung für den Hund mit dem eindeutigen Vermerk für den Einsatz in der tiergestützten Therapie), schriftliche Einverständniserklärungen/Haftungsfreistellungen für den Einsatz des Therapiebegleithundes seitens der sozialen Einrichtung und unserer Klienten sowie Fortbildungen zum richtigen Umgang mit den Tieren – Stichwort Hundepsychologie.

Viele Aspekte sind beim Arbeiten mit Hunden zu berücksichtigen, darunter fallen auch die artgerechte Unterbringung, die Ernährung, Pflege, Ruhe- und Rückzugsmöglichkeiten des Hundes, Sexualverhalten, artgerechtes Verhalten, Kontakt zu Artgenossen, ausreichender Auslauf, Platzangebot und Beschäftigung. Um mit den

Hunden überhaupt arbeiten und mich selbständig machen zu dürfen, musste ich eine Erlaubnis vom Veterinäramt in Osnabrück einholen.

Eine sachgerechte Dokumentation beispielsweise ist unerlässlich im professionellen Umgang mit der tiergestützten Therapie. Ich dokumentiere darin zum Beispiel, wann welche Impfungen oder Entwurmungen oder Kotuntersuchungen vorgenommen wurden, gleichzeitig ist es Teil meiner Qualitätssicherung. Glücklicherweise gibt es hierzu von ISAAT inzwischen sehr hilfreiche Vorlagen, was einen weiteren Schritt zur Professionalisierung der Branche darstellt.

Ein weiteres wichtiges Thema beim Kontakt von erkrankten Menschen und Hunden ist Hygiene. Generell gilt, dass ich meine Hunde nicht mitnehme, wenn der Klient oder die Klientin offene Wunden hat, um Infektionen zu vermeiden. Auch wenn meine Hunde krank sind, bringe ich sie nicht mit zur Arbeit oder vermeide den engen Kontakt zwischen Patient und Hund – je nachdem, was meine Hunde haben. Mit den Tierärzten tausche ich mich aus, ob meine Hunde bei Erkrankungen Kontakt zu meinen Patienten haben dürfen oder nicht. Leckerlis bringe grundsätzlich ich mit, schon um zu kontrollieren, was die Hunde essen, und ich sehe mich auch immer sorgfältig im Zimmer um, ob noch Essensreste oder gar Tabletten herumliegen. Grundlegende Hygienestandards wie das Händewaschen und Desinfizieren oder die Vermeidung von direktem Kontakt etwa von Lippen oder Gesicht mit der Hundenase gehören ebenfalls dazu, genauso wie das Aufklären über den richtigen Umgang mit dem Hund – aus Verantwortung meinen Klienten und meinen Hunden gegenüber. Mit Eröffnung meiner Praxis haben wir einen detaillierten Hygieneplan ausgearbeitet und an unsere

Klienten beziehungsweise ihre Einrichtungen verteilt. Außerdem gibt es noch ein Infoheft, welches wir in allen sozialen Einrichtungen ausgegeben haben. Es ist ein Leitfaden für die Planung von Settings, Risikobewertung in Bezug auf Infektionen, Unfälle und Allergien sowie Anforderungen der Hygiene, Rechtsgrundlagen und Musterhygieneplan.

Auch das Thema Allergien spielt bei der tiergestützten Therapie eine Rolle. Da ich vor allem mit älteren Patienten arbeite, ist das Risiko des plötzlichen Auftretens von Allergien gering, bei Kindern aber sieht das ganz anders aus. Dort können erst durch den Kontakt mit einem Hund Allergien auftreten, weswegen gerade in der tiergestützten Pädagogik mit großer Achtsamkeit vorzugehen ist.

ARBEITSALLTAG EINES THERAPIEBEGLEITHUNDES

Morgens stehe ich zuerst auf, mache mich fertig und wecke dann meine Hunde, die, wie schon erwähnt, ziemlich viel Schlaf brauchen. Dann werden die beiden gefüttert und wir gehen Gassi oder wir fahren bei schönem Wetter erst gemeinsam eine Runde Fahrrad, bevor sie ihre Mahlzeit erhalten. In der Regel lasse ich dann einen Hund zu Hause und nehme den anderen mit zur Therapie. Gegen 12 Uhr holen wir den daheimgebliebenen Hund ab und gehen spazieren. Am Nachmittag darf dann der andere Hund mitkommen und der, der schon am Vormittag mit mir unterwegs war, bleibt zu Hause. Wenn ich in der ErgoDog-Praxis Patienten behandele, nehme ich grundsätzlich beide Hunde mit, denn Rückzugsorte haben wir in der Praxis zur Genüge. Pro Tag behandeln wir etwa zehn Patienten, wobei die Hunde nicht immer zielgerichtet, sondern auch begleitend eingesetzt werden. Für Hunde ist eine Routine ganz wichtig, ein strukturierter Arbeitsalltag also perfekt. Manchmal kommt es vor, dass ein Hund morgens lieber zu Hause bleiben möchte, dann kommt eben der andere mit. Ich richte mich nach den Bedürfnissen meiner Hunde, denn schließlich soll ihnen die Arbeit mit den Menschen Spaß machen. Pepe und Nelson verhalten sich „im Dienst" ganz anders als in ihrer Freizeit. Sie gehen auf die Patienten ein, spüren, was sie machen können und was sie besser bleiben lassen. In der Freizeit spielen die beiden ganz doll miteinander, rennen und toben herum. Wenn freitags Teamsitzung in der Praxis ist, freuen sich Nero, Benitha, Nelson und Pepe auf ein gemeinsames Herumtollen. Am Wochenende besuchen wir dann unsere Familie und Freunde, sodass die Hunde mal eine Abwechslung von ihrem Arbeitsalltag bekommen, obwohl ich glaube, dass der Therapiealltag keine „Arbeit" im eigentlichen Sinne für meine Hunde ist. Die vielen Streicheleinheiten, die sie während ihrer Arbeit einsacken, und die viele Aufmerksamkeit, die sie von so vielen Menschen am Tag bekommen, das ist am Wochenende kaum zu toppen.

KAPITEL DREI

Tiergestützte Interventionen – Hintergründe, Fakten, Wissenswertes

Die vielen gesundheitsfördernden Wirkungen von Hunden auf Menschen wurden bereits in den vorherigen Kapiteln erwähnt. Im Folgenden soll dezidiert dargelegt werden, wie diese im Einzelnen aussehen und in welchen Studien sie belegt wurden. Die Interaktion mit Hunden ist für viele Menschen so positiv, weil Hunde zwar einerseits auf uns reagieren und mit uns kommunizieren, dies aber anders als bei Menschen niemals widersprüchlich ist. Ein Mensch kann uns etwas sagen, durch seine Körpersprache und den Tonfall aber das genaue Gegenteil vermitteln. Diese Situation nennt man „Double Bind" – ganz gleich, wie wir darauf reagieren, es ist falsch. Das verunsichert viele Menschen im Umgang mit anderen. Der Hund hingegen ist in dem, was er uns zeigt, immer authentisch. Genau das macht ihn zum optimalen Co-Therapeuten. Hunde können in der Therapie keine Wunder bewirken, sind aber oft der Schlüssel zu Menschen, die aufgrund einer Krankheit jeden Kontakt und jede Hilfe ablehnen. Die positive Einstellung zu einem Hund und die Beziehung zu ihm stärken das Selbstbewusstsein und stellen eine Motivation dar. Ein Klient, der auf den Hund nicht reagiert, wird von ihm nicht profitieren – hier zeigen sich ganz klar die Grenzen der tiergestützten Therapie.

MEDIZIN AUF VIER PFOTEN: DER HUND

Wie aber wirkt die Nähe zu einem Hund genau auf unseren Körper und unsere Psyche?

Seit vielen Jahren erforscht James A. Serpell, Leiter des Center for Interaction of Animals and Society, die Auswirkungen von Haustieren auf unsere Gesundheit. In zwei Langzeitstudien kam er zu folgenden Ergebnissen:

- Die Anschaffung eines Hundes senkt das Auftreten von bis zu 50 weit verbreiteten Symptomen wie Rückenschmerzen, Kopfschmerzen, Allergien, Husten, Schlafstörungen, Schwindel, Verstopfung und Gliederschmerzen, und zwar bereits einen Monat nach der Anschaffung des Hundes.
- Der gesundheitsfördernde Gewinn durch die Anschaffung eines Hundes überwiegt im Vergleich den bei der Anschaffung einer Katze und stellt sich dauerhaft ein.
- Hundebesitzer schlafen besser, sind seltener krank und im Allgemeinen zufriedener mit ihrem Leben.

Zu einem ähnlichen Ergebnis kommt die Befragung des German Socio-Economic Panel im Zusammenhang mit der Hundehaltung. Die Befragung zeigte, dass gerade ältere Menschen von der Hundehaltung profitieren. Sie altern weniger schnell, verarbeiten Verluste besser, haben weniger Bedarf an Medikamenten und medizinischer Hilfe, bleiben länger selbstständig und sogar die negativen Auswirkungen der Vereinsamung im Alter werden durch die Haltung eines Hundes ausgeglichen. Soziale Isolierung erhöht das Sterberisiko im Alter um ein Vielfaches. Der Mensch ist, wie der Hund, ein Rudeltier. Genau aus diesem Grund ergänzen sich beide. Hunde sind deshalb für uns Menschen als Gefährten so wertvoll, weil sie aktiv mit uns interagieren, auf unsere Stimmungen und unseren Tagesablauf eingehen und eine enge, freundschaftliche und einzigartige Beziehung zu uns aufbauen, anders als viele andere Haustiere. Der Hund bezieht sich in jeder seiner Handlungen auf sein Herrchen oder Frauchen, er bedeutet Verantwortung, er bringt dem Besitzer aber auch Wertschätzung und Zuneigung entgegen, die nicht an Bedingungen gebunden ist. Das ist es, was wir Menschen brauchen, um das Gefühl zu haben, dass unser Leben Sinn hat. Viele ältere Klienten – das erlebe ich auch täglich in meiner Arbeit – haben das Gefühl, dass ihr Leben an einen Punkt gekommen ist, an dem das Weiterleben nur noch mit Schmerzen und Einschränkungen verbunden ist. Deshalb ist die Suizidrate unter Senioren auch nach wie vor so hoch. Exakt da setzen die Ergotherapie und natürlich die tiergestützte Ergotherapie an. Unsere Besuche sind etwas, auf das sich die Klienten freuen können. Sie erleben, dass sich Pepe, Nero, Benitha und Nelson für sie interessieren und mit ihnen interagieren.

Diese Interaktion bedeutet eine wichtige Stimulation sowohl auf physischer als auch auf psychischer Ebene.

MEHR LEBENSQUALITÄT – WENIGER KRANKHEITEN

Mehr und mehr Menschen in Deutschland werden immer älter, während es zugleich nicht genug Menschen gibt, die sie pflegen können. Die Kosten für medizinische Ausgaben explodieren, obwohl vielfach der Nutzen gering ist. Der Prävention kommt daher eine riesige Bedeutung zu. Doch den Hund als Co-Therapeut nur auf diese Wirkung zu reduzieren, würde ihm nicht gerecht werden. Die Frage ist auch, wie wir alt werden wollen – natürlich mit einer möglichst hohen Lebensqualität und auch diese verbessert sich durch das Zusammensein mit Hunden nachweislich. Hundebesitzer oder Menschen, die regelmäßigen Kontakt zu Hunden haben, sind glücklicher und weniger anfällig für die negativen Folgen von Stress. Dabei muss kurz betrachtet werden, was Stress eigentlich ist. Stress ist eine körperliche Reaktion auf eine drohende Gefahr, die bei uns den Reflex auslöst, entweder zu kämpfen oder zu fliehen. In grauer Vorzeit diente uns dieser Reflex dazu, vor einer drohenden Gefahr davonzulaufen oder sie unschädlich zu machen. Sobald die Gefahr verschwunden ist, sinkt der Anteil von Stresshormonen wie Kortisol oder Adrenalin wieder. Diese lassen kurzzeitig unseren Blutdruck steigen, den Puls rasen, die Körpertemperatur in die Höhe gehen und versorgen die Muskeln mit mehr Sauerstoff, damit wir zum Kampf oder zur Flucht bereit sind. Schmerzempfinden und Müdigkeit werden unterdrückt, die Atmung beschleunigt sich, Lust und Hunger verschwinden. Im modernen Leben hat dieser Reflex kaum noch eine Berechtigung, doch unser Gehirn und auch der Rest unseres Körpers sind in vielem noch unseren Vorfahren verhaftet. Leistungsdruck, steigende Anforderungen, Enge, belastende soziale Interaktionen und andere Probleme lösen Dauerstress aus, ohne dass dieser durch körperliche Aktivität abgebaut werden kann. Die meisten von uns sitzen den ganzen Tag vor einem Computer und müssen hohen Anforderungen sowohl im Berufs- als auch im Privatleben gerecht werden. Dauerstress aber ist schädlich, ja sogar tödlich. Er sorgt dafür, dass sich unser Gehirn dauerhaft verändert. Wir schlafen schlechter, werden dick, depressiv und psychisch und physisch krank. Unter anderem sind wir anfälliger für Infektionen. Viele Menschen versuchen, den Stress selbst zu „heilen", indem sie etwa Alkohol trinken, rauchen oder Drogen nehmen. Damit senken sie zwar kurzzeitig das Stressempfinden, langfristig aber werden somit die Schäden sogar verstärkt.

Was wir als Stress empfinden, ist von Mensch zu Mensch unterschiedlich und hängt auch von unserer frühkindlichen Prägung, genetischen Einflüssen und unserer Lebenssituation ab. Fest steht: Je besser es uns physisch und psychisch geht, umso widerstandsfähiger sind wir gegenüber Stress. Umgekehrt bedeutet das, dass dauerhafter Stress einen wahren Teufelskreis auslöst, der uns am Ende ernsthaft krank machen kann. Bei den Hunden ist das recht ähnlich.

Stress ist die Geißel unserer modernen Lebensweise und nichts beugt seinen negativen Auswirkungen so effektiv und einfach vor wie ein Hund. Streicheln wir einen Hund, senkt sich die Konzentration der Stresshormone in unserem Blut automatisch, dafür werden Hormone ausgeschüttet, die Entspannung und positives Denken fördern. Diese bewirken auch, dass wir für Stress weniger anfällig sind. Gleichzeitig sorgt der Hund dafür, dass wir uns bewegen und mehr Kontakt zur Natur haben, eine Art Wundermittel für die meisten der sogenannten „Zivilisationskrankheiten“. Die positive Wirkung tritt aber auch ein, wenn wir bereits erheblich unter Stress stehen, also nicht mehr von Prävention, sondern von Rehabilitation gesprochen werden muss. Hunde helfen uns also auf zwei Arten, dem Stress ein Schnippchen zu schlagen: vorbeugend und heilend.

Kein Wunder also, dass sogar die US-Army Hunde gezielt einsetzt, um den Stress unter den Soldaten in Einsätzen zu mindern und posttraumatischen Belastungsstörungen, kurz PTBS, vorzubeugen.

DER HUND ALS PLUS IN DER ERGOTHERAPEUTISCHEN ARBEIT

Alle diese Vorteile wurden in einer Vielzahl von Studien erforscht und belegt, und beinahe ständig tauchen neue Ergebnisse auf, die weitere positive Auswirkungen des Zusammenlebens von Hund und Mensch beweisen. Viele kranke Menschen aber halten sich in

Krankenhäusern und Einrichtungen auf oder können die dauerhafte Verantwortung für einen Hund nicht übernehmen. Das ist ein Grund dafür, warum viele Privatpersonen mit ihren Hunden zum Beispiel Seniorenheime besuchen und so bei den Bewohnern für Freude sorgen. Ein Therapiebegleithund ist aber deutlich mehr als nur ein tierischer Besucher. Zum einen ist er gezielt für die Arbeit mit den Klienten ausgebildet worden, zum anderen verbindet sich sein Einfluss mit der ergotherapeutischen Interaktion und wirkt wie ein Katalysator. Ich würde behaupten, dass Ergotherapie fast immer eine positive Wirkung auf die Menschen hat, bei denen sie zur Anwendung kommt, sofern die Betroffenen sich auf das Angebot einlassen. Durch den Hund als Co-Therapeut werden die Effekte der Ergotherapie, also das Wiederherstellen und Erhalten von Alltagskompetenzen in allen physischen, sozialen und psychischen Bereichen deutlich verstärkt.

Es gibt Kritiker, die davon ausgehen, der Einsatz von Therapiebegleithunden sei nur ein neues Modephänomen, das vor allem der Tierliebe der Therapeuten entspringt. Zwar ist es richtig, dass ich ohne meine bereits in der Kindheit angelegte Tierliebe niemals zur tiergestützten Therapie gekommen wäre, doch in erster Linie geht es dabei um den Gewinn für meine Klienten. Eine Forschergruppe in Kalifornien hat es sich zur Aufgabe gemacht, die positiven Effekte von tiergestützter Therapie direkt zu messen, und zwar in Relation zum Zustand des Klienten vor Beginn der Therapie. Dank ihnen liegen uns immer mehr belastbare Daten vor, die alle den Wert der tiergestützten Therapie betonen.

Ich erlebe selbst jeden Tag, wie sehr mir meine Hunde dabei helfen. Jüngst hatte ich zum Beispiel den Fall eines Chorea-

Huntington-Klienten. Chorea Huntington ist eine immer tödlich verlaufende Erbkrankheit, bei der Stück für Stück das Gehirn zerstört wird und die etwa ab dem 40. Lebensjahr auftritt. Die Betroffenen wissen, dass sie innerhalb der nächsten Jahre sterben und bis dahin Stück für Stück alle Fähigkeiten einbüßen werden. Es ist verständlich, dass diese Prognose bei vielen zu Rückzug, Isolation, Verweigerung und Depression führt. Das geschah auch bei diesem Klienten. Eine Bekannte meiner Eltern hatte von meinem Angebot der tiergestützten Therapie gehört und bat mich um Hilfe, nachdem alle vorangegangenen Versuche, den Klienten zu erreichen, gescheitert waren. Er zog sich völlig zurück und ließ niemanden an sich heran, weder Verwandte noch das Pflegepersonal.

Auch mir gegenüber war er zunächst ablehnend, Pepe und Nelson aber nahmen sofort zu ihm Kontakt auf, begrüßten ihn, pressten sich an ihn und zeigten Freude. Innerhalb weniger Wochen machte der Klient unglaubliche Fortschritte. Er verließ mit uns sogar sein Zimmer – natürlich nur, um mit Pepe und Nelson Gassi zu gehen. Inzwischen ist er offen für weitere unserer Therapiemaßnahmen, das aber wäre mir niemals gelungen, hätten Pepe und Nelson nicht seinen Panzer geknackt, wie man so schön sagt. Die Fortschritte waren für uns alle so überraschend, dass mir der behandelnde Arzt erst gar nicht glauben wollte und sich zunächst weigerte, dem Klienten mehr Therapieeinheiten pro Woche zu verschreiben, da er mir unterstellte, ich wollte nur zusätzliche Stunden abrechnen und mehr Geld verdienen, ohne, dass diese einen Gewinn für den Klienten darstellen würden. Als er sich aber von unseren Ergebnissen überzeugte, erhielten wir umgehend bei darauffolgendem Rezept eine Erhöhung der Therapieeinheiten pro Woche. Über eine Strecke von mehreren Wochen hinweg funktionierte die Motivation mit meinen Hunden sehr gut und der Klient machte viele positive Fortschritte. Leider kann aber auch hier die tiergestützte Therapie keine Wunder bewirken. Nach den anfänglichen Erfolgen zog sich der Klient wieder zurück, er wurde aggressiv und ich musste die Behandlung zwischenzeitlich abbrechen. Er randalierte in seinem Zimmer, beschimpfte mich und das Pflegepersonal und wurde sogar handgreiflich. Ich besuchte ihn noch einmal, ließ meine Hunde aber im Auto. Im Kontakt mit ihm musste ich feststellen, dass seine Hemmschwelle, auch mir gegenüber aggressiv aufzutreten, gesunken war, sodass es fraglich war, ob wir die Therapie fortsetzen konnten. Mittlerweile steht er kurz vor der Einweisung in eine psychiatrische Einrichtung. Trotzdem gelang es meinen Hunden und mir, ihn zumindest für eine kurze Zeit aus seinem Tief herauszuholen.

Auch darf bei aller Begeisterung für die tiergestützte Therapie nicht vergessen werden, dass es auch Menschen gibt, die mit Hunden negative Erfahrungen gemacht und Angst vor ihnen haben. Der Kontakt zu einem Hund darf niemals erzwungen werden, nur weil Angehörige und Pflegekräfte sich davon einen Erfolg versprechen. Die Grenzen der Klienten und ihre Signale müssen unbedingt beachtet und respektiert werden. Nicht für jeden ist die tiergestützte Therapie das Richtige.

EIN GUTE-LAUNE-MACHER: DER HUND

Ohne in die Details der biochemischen Prozesse zu gehen, zeigen Befragungen und Vergleichsstudien schon seit Langem, dass sich Hunde positiv auf unsere Laune und unser Selbstwertgefühl auswirken. Die Interaktion mit ihnen verändert unsere Gefühle und unsere Wahrnehmung.

In einer viel beachteten Studie fanden Forscher jüngst heraus, dass es in unserem Gehirn, genauer in unserer Amygdala, dem Teil, in dem wir Angst und Gefahren bewerten, einen eigenen Bereich gibt, der nur reagiert, wenn wir ein Tier sehen. Dieser Bereich sorgt dafür, dass wir beispielsweise immer auf Hunde reagieren und sie ansehen, ohne dass uns das bewusst ist. Grund dafür ist unsere Vergangenheit als Jäger und Sammler: Tiere waren entweder Beute oder eine Gefahr. Wir können Tiere also gar nicht ignorieren.

Hunde stellen demnach ein natürliches Ablenkungsmanöver von Schmerzen, Problemen und anderen negativen Einflüssen dar. Die mit ihnen verbrachte Zeit gibt uns eine Auszeit von unserem Alltag. Auch deshalb erleben wir das Spielen, Kuscheln oder Gassigehen mit Hunden als so entspannend und befreiend.

Unser Gehirn verknüpft, sofern wir keine negativen Erfahrungen mit einem Hund gemacht haben, das Erscheinen eines Hundes mit positiven Gefühlen wie Freude und Interesse. Das führt dazu, dass wir auch andere Menschen, die wir in der Interaktion mit Hunden erleben, als weniger bedrohlich und freundlicher erleben, was wiederum erklärt, warum Hunde uns den Kontakt mit anderen Menschen und sogar das Flirten erleichtern.

Menschen, die unter einer chronischen Krankheit leiden oder einen schweren Unfall hatten, erleben oft, dass sie sich auf die dauerhafte Unterstützung von Freunden und Verwandten nicht verlassen können. Je länger die Heilung andauert oder die Krankheit fortschreitet, umso mehr Menschen wenden sich ab oder schränken den Kontakt ein. Gleichzeitig sind kranke Menschen nicht mehr in der Lage, soziale Kontakte so zu pflegen, wie sie es vor ihrer Erkrankung taten. Das Gefühl, niemandem zur Last fallen zu wollen, stellt sich ein und führt zu einer immer größeren Vereinsamung. Hunde aber machen keinen Unterschied zwischen kranken und gesunden Menschen, sie erwarten weder Dankbarkeit noch ausgedehnte Telefonate oder Kneipenbesuche, um eine Beziehung aufzubauen, es reichen Blickkontakt und Berührungen. Der Hund erinnert sich an jeden Menschen, dem er einmal begegnet ist, und baut zu jedem eine ganz individuelle Beziehung auf. Der Kontakt zu Hunden kann als wichtiger Ersatz für verlorene soziale Bindungen dienen, die jeder Mensch braucht, um Bestätigung und Anerkennung zu erfahren.

WARUM GILT DER HUND ALS BESTER FREUND DES MENSCHEN?

Wissenschaftler haben verschiedene Theorien aufgestellt, wie die Beziehung zwischen Mensch und Hund funktioniert und worin sie, sozial gesehen, begründet liegt. Eine davon ist die Biophilie-Theorie, die besagt, dass wir ein angeborenes Interesse an allem Lebendigen haben und uns in andere Lebewesen hineinversetzen können. Das mag jedem Haustierbesitzer einleuchten, doch dem widerspricht, dass wir andere Tiere ohne schlechtes Gewissen essen. Der Hund als unser Gefährte unterliegt in unserer Kultur einem Nahrungstabu, in anderen Gesellschaften, wie zum Beispiel China, ist das anders.

Diesen Widerspruch versuchte der Soziologe Theodor Geiger bereits in den 1920er Jahren aufzulösen, indem er die Theorie von der „Du-Evidenz" beschrieb. Demnach sind wir in der Lage, individuelle Beziehungen zu einem einzelnen oder speziellen Tier einzugehen, aber eben nicht zu Tieren in ihrer Allgemeinheit. Die Beziehung ist abhängig davon, wie sehr wir eigene Verhaltensmuster in denen des Tieres wiedererkennen und bereit sind, dem Tier eine eigene Persönlichkeit, also quasi eine „Seele", zuzuerkennen.

Eine Rolle spielt auch das Modell der „Salutogenese", das davon ausgeht, dass wir uns stets in einer Art Kontinuum zwischen Gesundheit und Krankheit bewegen und dass vielfältige Faktoren beeinflussen, ob wir krank werden oder nicht, zum Beispiel der Umstand, ob wir unserem Leben und unserem Leiden einen Sinn abgewinnen können und auf das Leben an sich vertrauen. Genau diese Art von seelischer Widerstandskraft kann durch die Nähe zu Hunden intensiv bestärkt werden.

Eine neuere Theorie, die ich bereits ansprach, besagt, dass wir zu Tieren eine ähnliche intuitiv-emotionale Bindung aufbauen wie zu unseren Eltern. Die Bindungstheorie geht davon aus, dass die Grundlagen für unser Beziehungsverhalten und auch für unseren emotionalen Zustand in der Kindheit durch die Beziehung zu unseren

Eltern, vorrangig der Mutter, gelegt werden. Je verlässlicher diese Bindung ist, umso angstfreier und offener gehen wir später durch das Leben. Ein Hund, dessen Interesse und Zuneigung weder willkürlich noch wechselhaft ist, kann eine solche zuverlässige Bindung sein. Diese Annahme wird durch die bereits beschriebene oxytocinsteigernde Wirkung des Kontakts mit einem Hund gestützt. Im Kontakt mit dem Hund sind wir aber nicht nur Empfänger. Hunde regen uns dazu an, Fürsorge zu zeigen, was wiederum einen Ausstoß von für die Bindung wichtigen Hormonen wie Oxytocin und Prolaktin zur Folge hat.

Vor allem bei Kindern, die Missbrauch und Gewalt erfahren haben, ist der positive Effekt durch Hunde auf das Bindungsverhalten belegbar, sodass gewisse schlechte Erfahrungen durch das wiederholte Zusammensein mit einem Hund gewissermaßen gelindert beziehungsweise ausgeglichen werden. Ein Hund verrät uns nicht, er missbraucht uns nicht und er tut uns keine Gewalt an. Er wird immer gleich und voller Freude auf uns reagieren, unabhängig davon, wie wir uns fühlen.

GUT FÜR HERZ UND HIRN?

Bluthochdruck, Diabetes und Alzheimer gehören zu den häufigsten Krankheiten, unter denen wir im Alter leiden.

Die Interaktion mit einem Hund, ob einem eigenen oder einem Therapiebegleithund, bewirkt eine Senkung des Blutdrucks und des Pulses, und das unabhängig davon, ob der Mensch sich aufgrund des

Hundes mehr bewegt. Diese Wirkung geht sogar über den Effekt von medikamentösen Blutdrucksenkern hinaus und zeigt sich im Absinken des Renin-Wertes, der üblicherweise ein Indikator für Bluthochdruck ist. Schon nach einer Viertelstunde in der Nähe eines Hundes ist die Wirkung nachweisbar. Dieser Effekt wird noch gesteigert, wenn man sich mit dem Hund draußen bewegt, denn der Hund sorgt dafür, dass wir weiter und schneller laufen und dabei häufiger das Tempo wechseln.

Die meisten meiner Klienten sind viel zu eingeschränkt, um mit uns Gassigehen zu können, trotzdem profitieren sie von dem positiven Einfluss der Hunde auf ihre Gesundheit. Hunde helfen weiter, die Konzentration schädlicher Blutfette nachweislich zu senken und beugen so Herz-Kreislauf-Erkrankungen wie Schlaganfällen oder Herzinfarkten vor, die durch Arterienverkalkung ausgelöst werden. Eine Studie konnte zeigen, dass der Besuch eines Therapiebegleithundes nach nur einer Viertelstunde eine angstsenkende, beruhigende und Kreislauf verbessernde Wirkung hat.

Hunde helfen uns durch die Ausschüttung positiver Hormone wie Dopamin, Endorphinen, Prolaktin und Oxytocin dabei, den schädlichen Auswirkungen von Stress entgegenzuwirken. Oxytocin, das sogenannten „Kuschelhormon“, wird zum Beispiel bei der Interaktion zwischen Mutter und Kind ausgestoßen und senkt nachweislich Ängste und vermittelt ein Gefühl von Geborgenheit.

Dabei passt sich der Hormonhaushalt des Hundes dem unseren an – die Wirkung besteht also wechselseitig, was auch wieder einer der Gründe dafür ist, dass Therapiebegleithunde nicht zu oft und zu intensiv in der Therapie eingesetzt werden dürfen. Der Fachausdruck für das Angleichen des Hormonhaushalts ist endokriner Austausch.

TIERGESTÜTZTE THERAPIE MIT HUNDEN BEI DEMENZ UND PARKINSON

Alzheimer und andere Demenzerkrankungen sind schleichende, aber unaufhaltsame Krankheiten, von denen immer mehr Menschen im Alter betroffen sind. Bisher ist es der Forschung nicht gelungen, ein Heilmittel für die Erkrankung zu finden, die mit Vergessen beginnt und mit der Einstellung aller Körperfunktionen endet. Umso wichtiger sind in diesem Zusammenhang die Studienergebnisse, die zur Demenztherapie mit Hunden vorliegen.

Die Schädigung durch Demenzerkrankungen kann durch den Kontakt mit einem Hund nachweislich verlangsamt oder sogar kurzzeitig zurückgedrängt werden.

Wird ein Alzheimer-Klient über einen Zeitraum von drei Monaten rund sechsmal von einem Hund besucht, so verbessert sich seine Gedächtnisleistung um 8 Prozent – eine hohe Zahl bei einer Erkrankung, bei der alle klassischen Behandlungsmethoden versagen. Das lässt sich auch an der Senkung des für Alzheimer typischerweise erhöhten Eiweißes Chromogranin A belegen. Viele Demenzkranke zeigen ein aggressives Verhalten, was den Umgang mit ihnen erschwert. Studien belegen, dass dieses durch regelmäßigen Kontakt mit Hunden deutlich gesenkt werden kann.

Andere Forschungen zeigten, dass sich die Laune von Demenzkranken in der Anwesenheit von Hunden deutlich und auch längerfristig besserte.

Trotz auch meiner Begeisterung für diese Effekte, die ich während meiner Arbeit schon selbst feststellen konnte, muss betont werden, dass sie sich nicht immer zeigen und auch abhängig davon sind, wie weit fortgeschritten die Krankheit bereits ist. Aggressives Verhalten kann, je nach Ausprägung, auch gefährlich für meine Hunde werden, zum Beispiel, wenn jemand nach ihnen tritt oder schlägt. Bislang ist das noch nicht geschehen, war aber der Fall in einigen der Studien zu dem Thema, sodass ich mir dessen in der Arbeit mit Demenzkranken stets bewusst bin. Trotzdem bin ich auch aufgrund meiner persönlichen Erfahrungen davon überzeugt, dass die Vorteile tiergestützter Therapie die eventuellen Nachteile oder Risiken überwiegen. Die Forschung zu diesem Thema schreitet ständig voran. Eine relativ neue Einsatzmöglichkeit ist die tiergestützte Biografiearbeit mit Demenzkranken. Der Kontakt zu Tieren kann Erinnerungen an frühere Beziehungen zu Tieren wachhalten oder sogar wiedererwecken.

Bei Parkinson-Klienten zeigt sich ein ähnlich positiver Effekt, so senkt das Streicheln eines Hundes nachweislich den sogenannten Ruhe-Tremor, ein beständiges, unkontrollierbares Zucken der Hände, das so gut wie gar nicht medikamentös behandelbar ist. Aufgrund ihrer genauen Beobachtung nonverbaler Signale und körperlicher Veränderungen können Hunde bei ihren Besitzern sogar epileptische Anfälle vorhersagen. Für die Betroffenen ist diese Fähigkeit von unschätzbarem Wert, da epileptische Anfälle für sie meist ohne Vorankündigung geschehen und sie so oft in großer Angst vor diesen leben. Zugleich senkt das Zusammenleben mit Hunden die Anfallshäufigkeit – wieder einmal durch ihre stressreduzierende Wirkung. Bei anderen Erkrankungen des Gehirns oder des

Nervensystems sind die sogenannten Assistenzhunde, von denen bereits die Rede war, ein großer Gewinn für die Betroffenen, weil sie Türen öffnen und andere Dienste übernehmen und so den Erkrankten ein selbstbestimmteres und unabhängigeres Leben ermöglichen. Auch bei anderen neuronal oder psychisch bedingten Krankheiten wie Depressionen oder Schizophrenie zeigt sich eine deutliche Reduzierung angstbezogener Symptome, bei Depressionen zusätzlich ein vorbeugender Effekt durch den regelmäßigen Kontakt mit Hunden. Bei Autismus ist die Konzentration des bereits erwähnten Oxytocins krankheitsbedingt reduziert, ein Grund für die Bindungsschwierigkeiten der Klienten. Die oxytocin-steigernde Wirkung der Nähe eines Hundes ist hier ein echter Gewinn. Darüber hinaus kommuniziert der Hund, wie bereits erwähnt, nicht doppeldeutig, sodass die Kommunikation mit ihm leichter ist. Eine Studie zeigt, dass sich Laune und Verhalten von an Autismus erkrankten Kindern durch die tiergestützte Therapie in nur 15 Wochen erheblich verbessern.

HUNDE ALS SCHMERZSTILLER UND KREBSDETEKTOREN

Bei vielen Erkrankungen spielen Schmerzen eine große Rolle. Oft sind die Klienten auf starke Schmerzmittel mit Nebenwirkungen angewiesen. Genau diesen Bedarf kann ein Therapiebegleithund insbesondere bei erkrankten Kindern senken.

Der von Serpell nachgewiesene positive Effekt des Hundes, der in einer allgemeinen Stärkung des Immunsystems begründet liegt, überwiegt selbst bei Schwerkranken das Risiko von Zoonosen, also von Krankheiten, die vom Hund auf den Menschen übertragen werden.

Eine der wohl überraschendsten Fähigkeiten der Hunde ist das Erschnüffeln von Krebs, was im Jahr 2001 erstmals in einer Studie belegt werden konnte. Es ist davon auszugehen, dass Hunde in Zukunft auch in der Krebs-Früherkennung eingesetzt werden – nach entsprechendem Training, versteht sich. Auch das zeigt einmal mehr, wie sehr der Hund mit all seinen Sinnen auf uns eingestellt ist, und zwar nicht nur auf unsere bewusste Kommunikation oder unsere Bewegungen, sondern auf jeden unserer körperlichen Abläufe. Er kennt uns viel besser, als wir ihn kennen. Tatsächlich beginnen wir dank Kynologie und Hundepsychologie erst Stück für Stück, den Hund als Wesen zu begreifen. In der Forschung gibt es keine eindeutige Antwort darauf, ob Hunde eine Persönlichkeit haben oder nicht – jeder Hundehalter wird diese Frage jedoch ohne langes Überlegen sofort mit einem „Ja“ beantworten. Ich bin mir ganz sicher, dass jeder meiner Hunde ebenso eine Persönlichkeit hat wie ein Mensch – anders würde ja auch der Wesenstest keinen Sinn machen. So wie bei uns Menschen ist auch die Persönlichkeit eines Hundes das Ergebnis von Genetik und Prägung. Auch da sind wir unseren vierbeinigen Freunden einmal mehr sehr ähnlich.

HUNDE ERLEICHTERN VERTRAUEN UND GEBEN SICHERHEIT

Die Beziehung zwischen Therapeut und Klient profitiert nachweislich von der Anwesenheit eines Hundes. Aktuelle Studien konnten belegen, dass Klienten ihren Therapeuten oder ihre Therapeutin positiver wahrnehmen, wenn diese mit einem Hund arbeitet. Das zeigt einmal mehr, wie großartig die Wirkweise des Hundes als „Eisbrecher" und zum Aufbau von Vertrauen ist. Ergänzend dazu bewies eine andere Studie, dass Hunde beispielsweise in der Therapie von Suchtkranken die Motivation an der Teilnahme einer Behandlung erhöhen.

Die heilende Wirkung von Hunden auf Kinder zeigt sich auch bei Opfern von sexueller Gewalt. Hunde vermitteln Geborgenheit, Sicherheit und Unbekümmertheit, sie geben dem betroffenen Kind ein Stück seiner verlorenen Kindheit zurück. Mit dem Hund kann gespielt werden, ohne Zurückweisung oder Schmerz befürchten zu müssen. Das Kind muss weder sprechen noch gehorchen noch irgendetwas leisten. Es kann einfach es selbst sein. Wer von Menschen enttäuscht oder sogar verletzt worden ist, der wendet sich oft eher Tieren zu, weil er von ihnen weniger zu befürchten hat.

Der positive Effekt von Hunden auf das Lernverhalten von Kindern ist der Grund für das wachsende Interesse an tiergestützter Pädagogik beziehungsweise Schulhunden. Hunde in der Schule verbessern Lautstärkepegel, senken das Aggressionspotenzial und steigern Lernerfolge. Die bereits beschriebenen psychischen und physiologischen Effekte treten auch hier zutage.

HUNDE IN KLINIKEN UND EINRICHTUNGEN

Auch immer mehr Klinikleiter entdecken das positive Potenzial von Tieren für sich, nicht nur im Rahmen der tiergestützten Therapie, sondern auch, weil Tiere ein guter Weg sind, in Kontakt mit den Patienten zu treten. Sie erleichtern Kommunikation und bieten Gesprächsthemen. Bewohner von sozialen Einrichtungen erleben häufig, dass sich alle Gespräche nur um Krankheiten drehen, zusätzlich sind soziale Kontakte zu Personen außerhalb des Einrichtungsumfelds eingeschränkt oder nicht mehr vorhanden. Mit den Tieren aber gibt es ein unverfängliches und prinzipiell positiv besetztes Thema, über das sich ausgetauscht werden kann.

Studien weisen darauf hin, dass sich das Sozialverhalten demenzerkrankter Patienten durch den Kontakt mit Tieren im Generellen verbessert und so das Zusammenleben auf Pflegestationen erleichtert wird.

Ein wichtiger Aspekt, dem ich auch in meiner Arbeit immer wieder begegne, ist der Körperkontakt. Menschen, die auf Pflege angewiesen sind und keine Angehörigen mehr haben, erfahren häufig keinerlei Körperkontakt mehr außer bei den pflegerischen Tätigkeiten. Wie aber oben durch die aufgeführten Studien bereits deutlich wurde, ist Körperkontakt für unser Wohlbefinden von großer Bedeutung. Wir als Therapeuten und Pfleger dürfen aus professioneller Sicht dieses Bedürfnis unserer Klienten nach Streicheln, Umarmen und Kuscheln nicht befriedigen, obwohl wir es sehr wohl erkennen. Der Umgang mit diesen Bedürfnissen im Alltag von Einrichtungen ist schwierig, ihre Nichterfüllung führt oft zu Traurigkeit und einem verstärkten Gefühl von Einsamkeit. Für meine Hunde aber ist es überhaupt kein Problem, die Grenzen zu überwinden, die für mich selbstverständlich gelten und notwendig sind. Sie können zu den Patienten in das Bett springen (auf einer entsprechenden Decke, versteht sich), auf ihrem Schoß mit ihnen schmusen und ihnen so den Körperkontakt geben, nach dem sie sich sehnen.

Bei vielen Demenzpatienten treten neben den bekannteren kognitiven Symptomen wie Vergesslichkeit und Desorientierung auch psychische Symptome auf, die sich in sogenannten „herausfordernden Verhaltensweisen" zeigen, also agitiertes Umherlaufen, Aggressionen oder Depressionen. Im folgenden Kapitel, in dem es dezidiert um Demenz und Alzheimer geht, werde ich auf diese noch einmal eingehen. Studien zeigen, dass das Zusammenleben mit Tieren, etwa einem Wellensittich, oder auch der regelmäßige Kontakt mit Hunden im Rahmen der tiergestützten Ergotherapie dabei hilft, diese herausfordernden Verhaltensweisen zu mildern und damit den Umgang mit dem Betroffenen nicht nur für Angehörige und Pflegepersonal zu erleichtern, sondern auch die Lebensqualität der Patienten deutlich zu steigern.

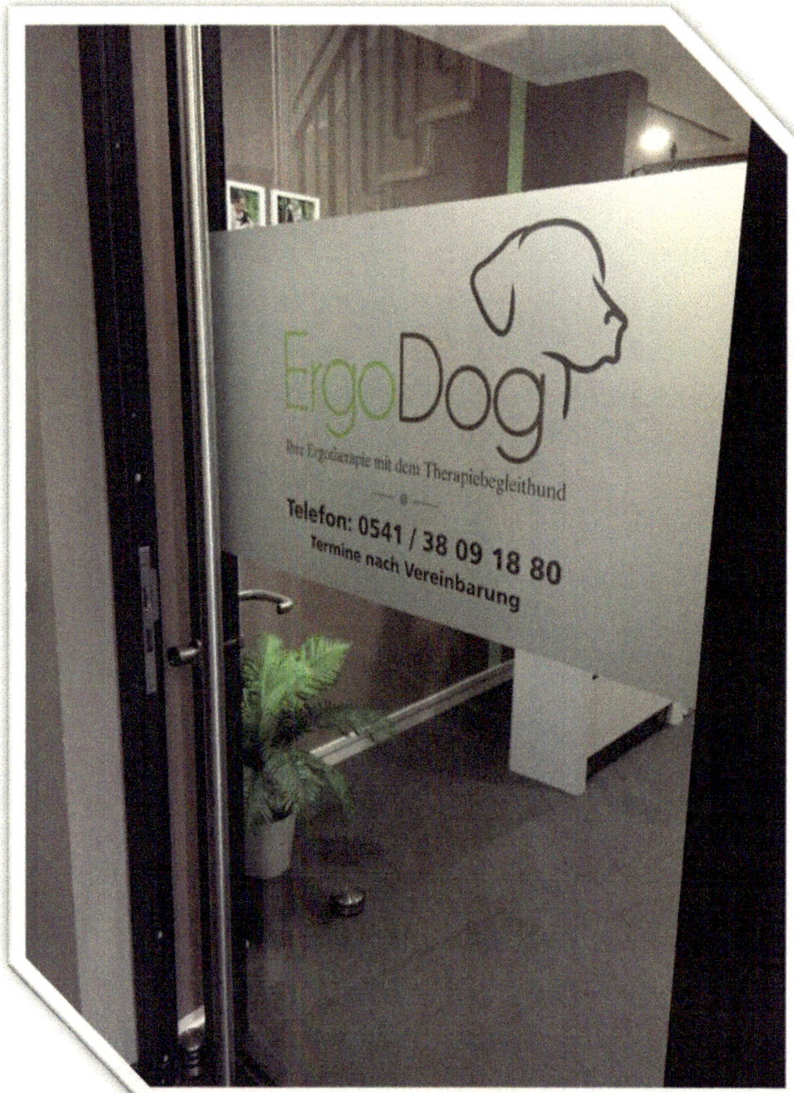
ErgoDog
Ihre Ergotherapie mit dem Therapiebegleithund
Telefon: 0541 / 38 09 18 80
Termine nach Vereinbarung

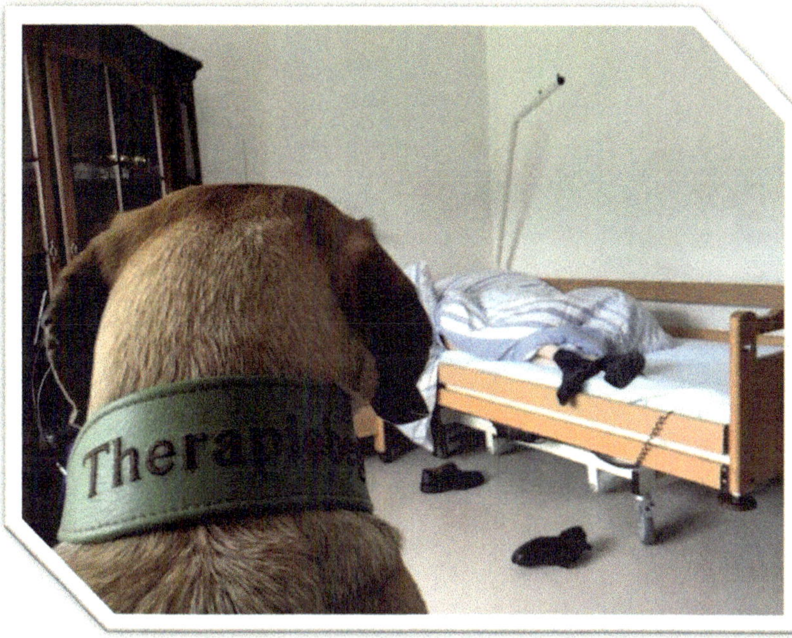

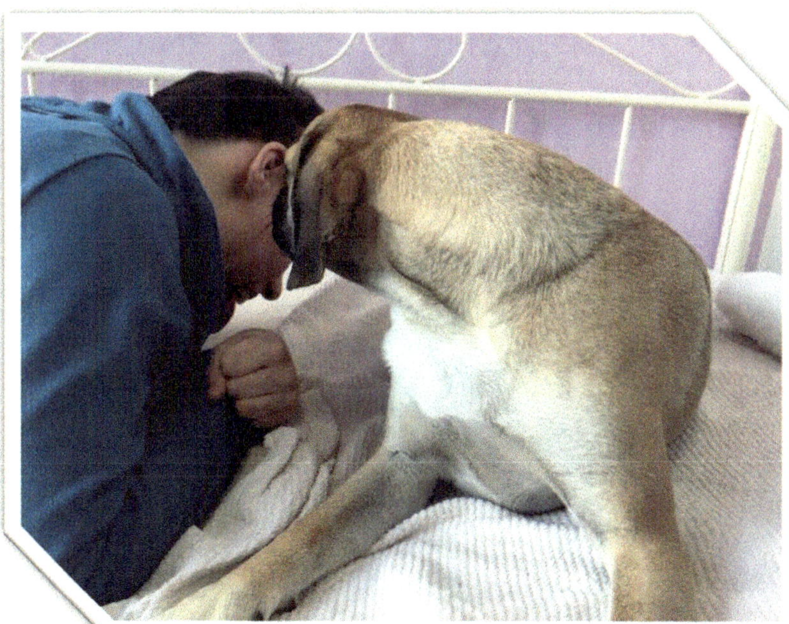

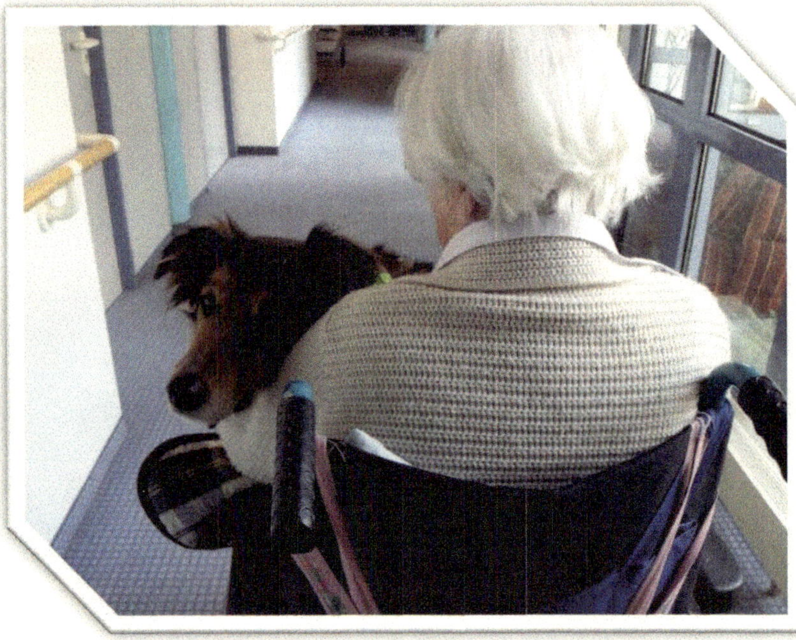

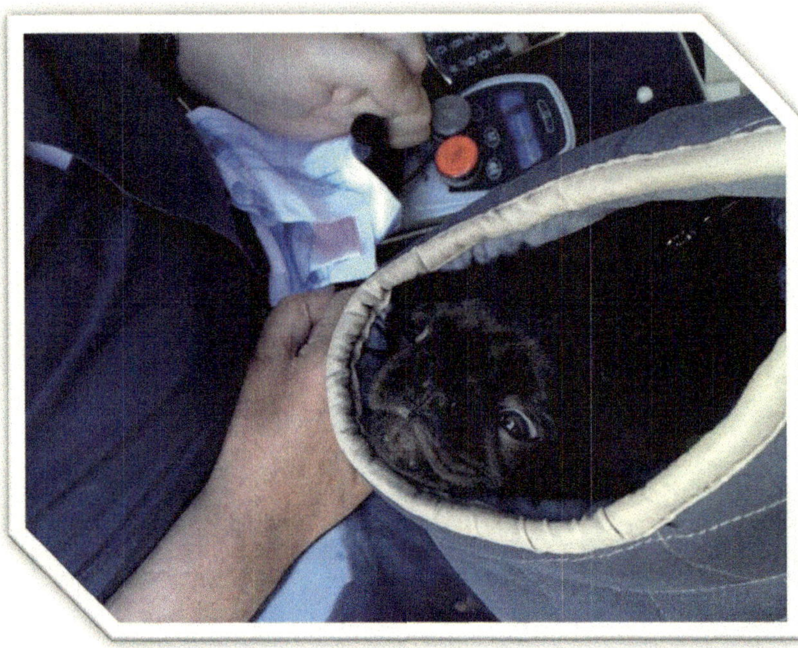

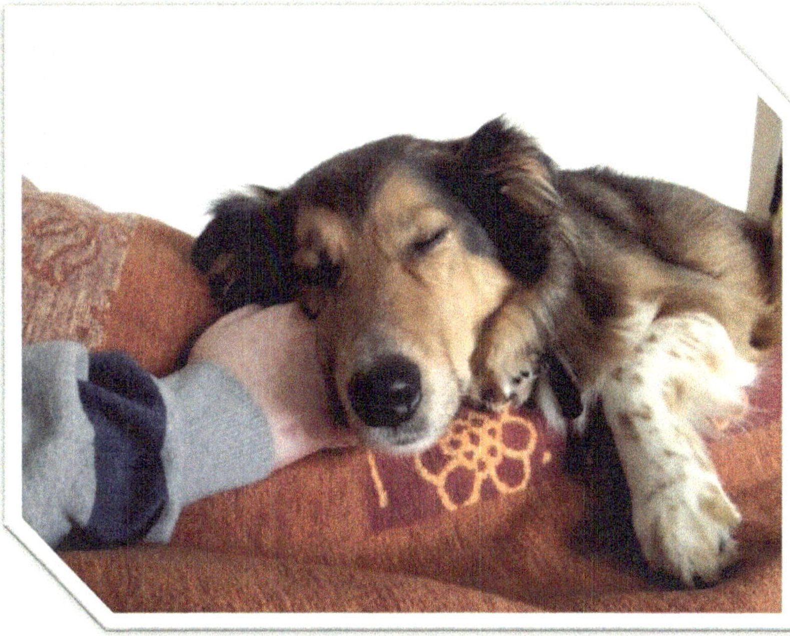

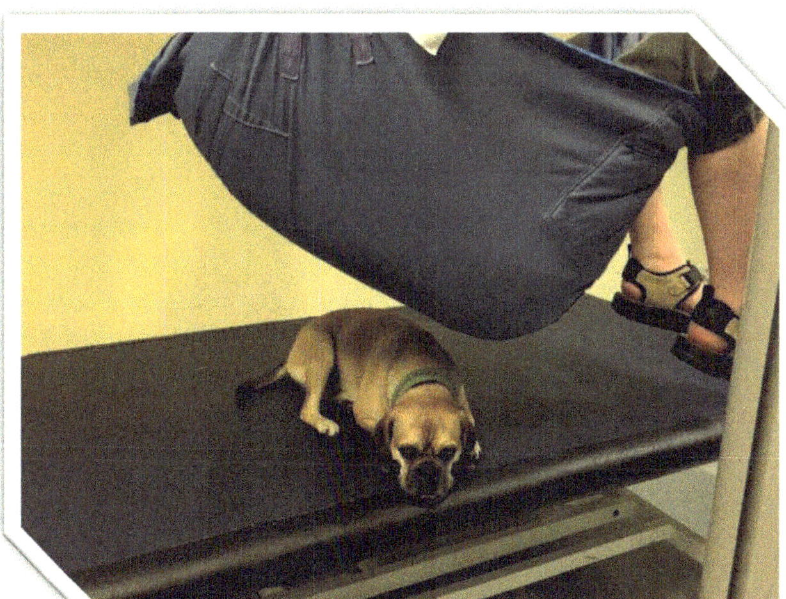

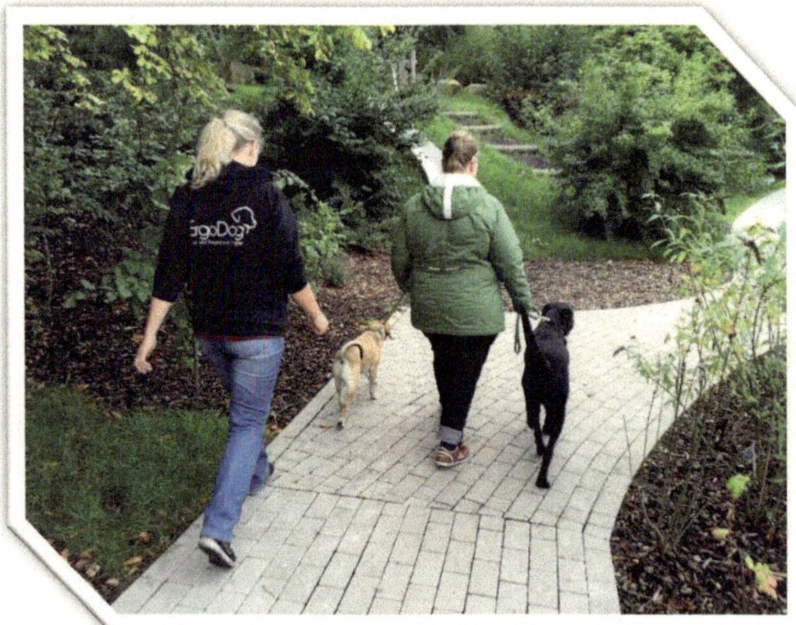

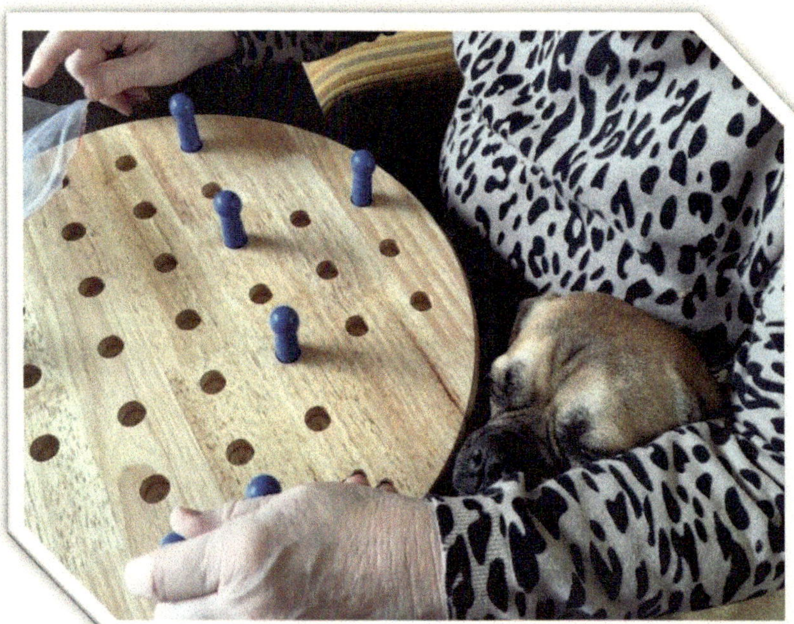

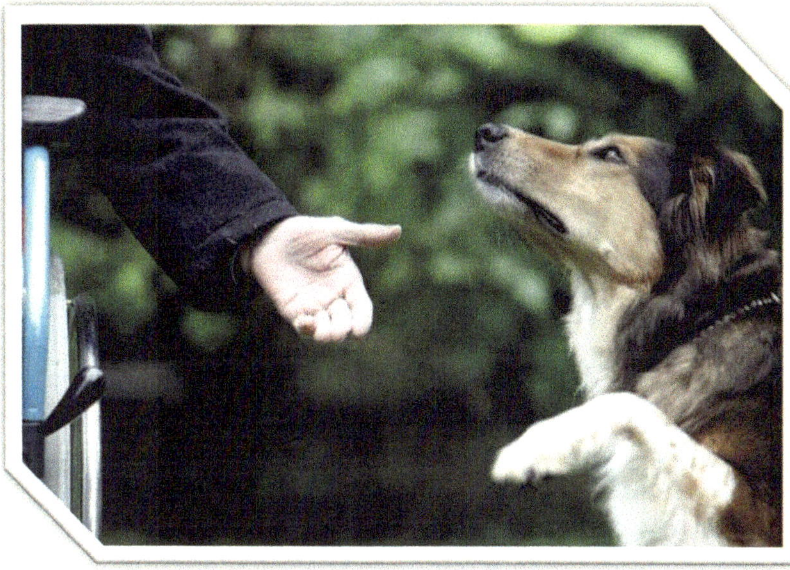

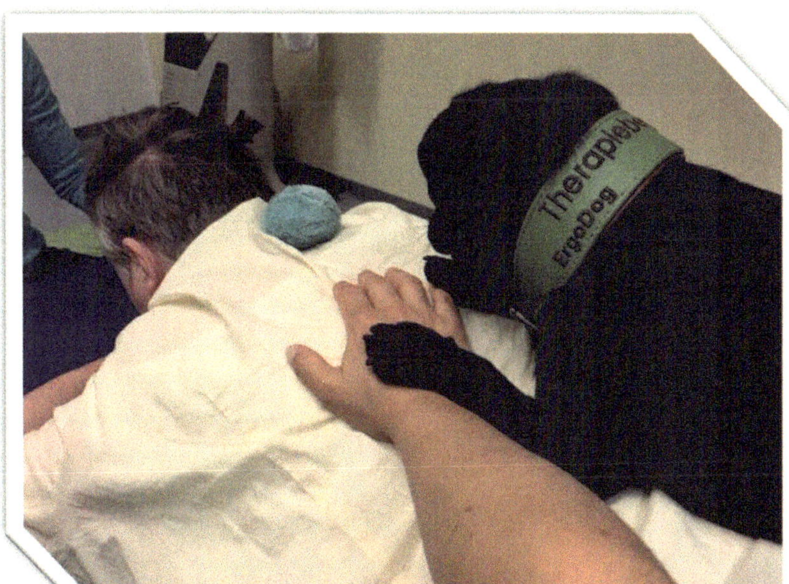
ErgoDog

KAPITEL VIER

SCHLAGANFALL – tiergestützte Therapie bei körperlichen und seelischen Erkrankungen

Meine Arbeit besteht aktuell zu 80 Prozent in aufsuchender Arbeit. Die meisten meiner Patienten leben in verschiedenen sozialen Einrichtungen, einige werden noch zu Hause gepflegt, sehr wenige kommen zurzeit zu mir in die vor ein paar Monaten neu eröffnete Ergotherapiepraxis. Der Schwerpunkt meiner Arbeit liegt in der Therapie körperlicher und seelischer Erkrankungen, allen voran Demenz, Multiple Sklerose und Schlaganfälle. Im Folgenden möchte ich anhand einiger Beispiele erzählen, wie die tiergestützte Ergotherapie bei diesen Klientengruppen aussieht – und dass sie so unterschiedlich ist, wie die Menschen, für die und mit denen sie gemacht wird. (Um die Privatsphäre meiner Klienten zu schützen, wurden alle Namen und Daten verändert. Ähnlichkeiten zu realen Personen und Namen sind daher rein zufällig und nicht beabsichtigt.)

DEMENZ: DAS LANGSAME VERGESSEN

Demenz gehört, bedingt unter anderem auch durch die steigende Lebensdauer von Menschen, zu einer immer weiter verbreiteten Krankheit. Rund 1,6 Millionen Menschen in Deutschland leiden an Demenz, weltweit erkrankt statistisch gesehen alle 3,2 Sekunden ein Mensch an Demenz. Im Jahr 2030 werden 70 Millionen Menschen auf der Welt an Demenz erkrankt sein, 2050 sogar 105 Millionen. Der Anstieg der Betroffenenzahlen hängt mit der steigenden Lebenserwartung zusammen – ab dem 65. Lebensjahr steigt das Risiko jährlich an, bei den über 90-Jährigen kann es bei bis zu 50 Prozent liegen.

Das internationale Diagnoseklassifikationssystem ICD-10 beschreibt Demenz folgendermaßen:

> *„Ein Syndrom als Folge einer meist chronischen oder fortschreitenden Krankheit des Gehirns mit Störung vieler kortikaler Funktionen, einschließlich Gedächtnis, Denken, Orientierung, Auffassung, Rechnen, Lernfähigkeit, Sprache und Urteilsvermögen. Das Bewusstsein ist nicht getrübt. Die kognitiven Beeinträchtigungen werden gewöhnlich von Veränderungen der emotionalen Kontrolle, des Sozialverhaltens oder der Motivation begleitet, gelegentlich treten diese auch eher auf."* (ICD 10, F00-F03)

Diese Beschreibung zeigt bereits, dass Demenz sehr viel mehr ist als einfach nur eine steigende Vergesslichkeit. Sie betrifft alle Bereiche des Handelns und Erlebens, während das Bewusstsein aber intakt bleibt. Das bedeutet, dass den Betroffenen bis zu einem späten Stadium ihrer Krankheit bewusst ist, was mit ihnen geschieht.

Wörtlich übersetzt heißt Demenz so viel wie „ohne Geist". Die geistige Leistungsfähigkeit geht verloren. Zunächst treten Störungen des Kurzzeitgedächtnisses und der Merkfähigkeit auf, im weiteren Verlauf gehen auch bereits eingeprägte Inhalte des Langzeitgedächtnisses sowie während des Lebens erworbene Fähigkeiten und Fertigkeiten verloren.

Die Erscheinungsformen der übergeordneten Diagnose Demenz sind vielfältig und man unterscheidet zwischen ihrer primären und sekundären Form. Die sekundäre Form tritt infolge von Medikamentengebrauch oder Vitaminmangel auf. Der größte Teil der Demenzerkrankungen, unter ihnen auch Alzheimer, ist nicht heilbar. Während ihres Verlaufs werden Nervenzellen im Gehirn irreversibel zerstört. Es zeigen sich bei Alzheimer, der am weitesten verbreiteten Form von Demenz, drei Stadien. Von den ersten anfänglichen Symptomen bis zum Tod vergehen im Durchschnitt sieben Jahre. Bei der Krankheit werden Nervenzellen im Gehirn unwiederbringlich zerstört, ein Befund, der sich bei der Obduktion von Alzheimer-Patienten zum Beispiel in einer um bis zu 15 % verringerten Hirnmasse beobachten lässt.

Die Alzheimer-Krankheit als häufigste Form der Demenz wurde von dem deutschen Arzt Alois Alzheimer erstmals vor rund 100 Jahren beschrieben. Er arbeitete in Frankfurt in der „Städtischen Anstalt für Irre und Epileptische", die von Heinrich Hoffmann, dem

Autor der Struwwelpeter-Bücher, geleitet wurde. Auf die Krankheit, die heute nach ihm benannt ist, stieß er im Zusammenhang mit seiner Patientin Auguste Deter, die von ihrem Mann in die Klinik gebracht worden war, weil sich ihr Verhalten auffällig verändert hatte.

Er beschrieb ihre wachsende Verwirrung und Orientierungslosigkeit. Zum Beispiel konnte sie Dinge und Tätigkeiten nicht mehr richtig benennen. Nach ihrem Tod untersuchte Alzheimer ihr Gehirn und fand die typischen Eiweißablagerungen.

Bis heute sind die Ursachen von Alzheimer nicht endgültig erklärt, die Eiweißablagerungen aber gelten als ein typisches Symptom. Bekannt aber sind verschiedene Risikofaktoren. Die Genetik spielt eine Rolle, ebenso wie das Lebensalter und die Lebensführung. Menschen mit vaskulären Risikofaktoren wie Diabetes mellitus, Übergewicht und Bluthochdruck erkranken häufiger, ebenso begünstigt Rauchen die Entstehung. Ein weiterer Risikofaktor sind unbehandelte Depressionen und soziale und körperliche Inaktivität.

Am Anfang steht ein schleichender Beginn mit Gedächtnislücken, Stimmungsschwankungen und Vergesslichkeit. Die Lern- und die Reaktionsfähigkeit nimmt langsam ab. Teilweise zeigen sich auch Sprachschwierigkeiten, zum Beispiel kann ein Satz oder ein Gedanke nicht mehr zu Ende formuliert werden. Die Betroffenen bemerken diese Veränderung selbst und reagieren mit Rückzug. Oft kommen Wut und Niedergeschlagenheit hinzu.

Die ersten Symptome zeigen sich häufig darin, dass Termine vergessen werden oder begonnene Tätigkeiten nicht fortgeführt werden. Auch eine zeitliche und räumliche Desorientierung ist oft schon früh erkennbar. Schwierig an dieser Phase ist, dass die

Patienten, meist schon über 65, ihre Vergesslichkeit auf den natürlichen Alterungsprozess schieben. Prinzipiell ist es wichtig, Alzheimer in diesem frühen Stadium davon abzugrenzen.

Gerne verdrängen wir jungen Menschen, dass auch wir bereits altern, biologisch betrachtet beginnt dieser Prozess ab Mitte 20. Altern umfasst viele Bereiche. Abnehmende Seh- und Hörfähigkeit, Verringerung der Beweglichkeit, Abbau des Immunsystems, die Elastizität der Haut verliert sich, Reize werden weniger gut verarbeitet oder es wird verlangsamt auf sie reagiert und auch bestimmte Persönlichkeitsmerkmale verstärken sich, was im Volksmund dann oft „Altersstarrsinn" genannt wird. Diese Veränderungen sind normal – und kein Hinweis auf Demenz oder Alzheimer.

In der zweiten Phase der Alzheimererkrankung gehen grundlegende Alltagskompetenzen wie das Autofahren, der Beruf oder das selbstständige Einkaufen verloren, sogar bei der Körperpflege wird Hilfe gebraucht. Namen selbst enger Verwandter werden vergessen, ebenso Orte, das Zeitgefühl und andere Zusammenhänge. Die Sprachfähigkeit nimmt merklich ab. Die Stimmungsschwankungen werden sehr viel ausgeprägter, Phasen tiefer Depression wechseln sich mit Wut- und Trotzverhalten ab.

Im Endstadium fällt schließlich das Gehen und Schlucken schwer, Krampfanfälle treten auf, Bettlägerigkeit und die damit verbundenen Probleme stellen sich ein.

Diese groben Phasen lassen sich noch einmal in sogenannte FAST-Stadien unterteilen. Im FAST-Stadium 2 etwa bemerken Personen erstmals, dass etwas nicht in Ordnung ist, diese Phase dauert rund sieben Jahre, man nennt sie auch „mild cognitive impairment“ (MCI), was so viel heißt wie „leichte kognitive Einschränkung“. Diese Phase ist geprägt von leichten kognitiven Verschlechterungen im Bereich der Gedächtnisleistung, während der Tagesablauf noch gut gemeistert werden kann. Die meisten Menschen schieben diese Veränderung auf den Alterungsprozess und versuchen, ihn vor den Angehörigen zu verschleiern. Im FAST-Stadium 3 bemerken schließlich auch Angehörige die Defizite. Die Betroffenen finden sich an fremden Orten nicht mehr zurecht. Dieses Stadium dauert etwa zwei Jahre. Im FAST-Stadium 4 zeigt sich eine klar erkennbare Symptomatik, komplexe Aufgaben können nicht mehr bewältigt werden, ein unabhängiges Leben ist nicht mehr möglich. Während dieser Phase wird meistens die Diagnose gestellt. In Stadium 5 und 6 folgt erfahrungsgemäß der Umzug in eine Einrichtung, im FAST-Stadium 7 gehen schließlich Sprache und Bewegungsfreiheit verloren, auch Verhaltensstörungen treten auf. Diese Phase kann bis zu sieben Jahre andauern und die betroffenen Personen sind in ihrer Hilfebedürftigkeit etwa vergleichbar mit einem Säugling im ersten Lebensjahr.

Ein wichtiger Punkt, der die Krankheit besonders für die Angehörigen belastend macht, sind die Verhaltensstörungen, sogenannte herausfordernde Verhaltensweisen, die bei Demenz auftreten. Oft sind sie der Grund, warum Angehörige einen Betroffenen nicht mehr zu Hause pflegen können. Rund 87 Prozent aller Alzheimer-Patienten zeigen diese Verhaltensweisen im Verlauf ihrer Krankheit. Sie sind zwar häufig, aber kaum erforscht und sehr schwer zu behandeln. Wir als Ergotherapeuten versuchen zu verstehen, welche Funktion das Verhalten vielleicht haben könnte, zum Beispiel die Befriedigung eines bestimmten Bedürfnisses. Scheinbar zielloses Umherwandern könnte demnach der Versuch sein, die Orientierung wiederzugewinnen, das „Nachgehen“ dem Wunsch nach Nähe und Geborgenheit entsprechen, wiederholtes Fragen eine Suche nach Sicherheit ausdrücken und „Schimpfen“ für ein gekränktes Selbstwertgefühl stehen. Auch Wutausbrüche können in diesem Zusammenhang als Versuch gesehen werden, ein Zuviel oder Zuwenig an Nähe zu regulieren. Wenn die Sprache und die Erinnerung verschwinden, wenn Gefühle nicht mehr benannt und eingeordnet werden können, bleiben eben nur noch diese Gefühle im Rohzustand übrig, ähnlich wie bei einem kleinen Kind.

Was genau Alzheimer auslöst, ist bislang nicht abschließend erforscht, auch ein Heilmittel gibt es nicht. Der Verlauf der Krankheit kann verlangsamt, aber nicht aufgehalten werden, wirksame Medikamente gibt es kaum. Aus diesem Grund kommt der Ergotherapie in diesem Bereich eine besondere Bedeutung zu, da wir konkret bei den Alltagskompetenzen ansetzen und diese erhalten oder sogar, zum Teil zumindest, vorübergehend reaktivieren können. Neben Alzheimer gibt es noch Demenzen, die beispielsweise durch einen Schlaganfall hervorgerufen werden, sogenannte vaskuläre Demenzen, aber auch andere Erkrankungen wie Parkinson, Chorea Huntington oder Epilepsie können Demenz zur Folge haben. Die Forschung unterscheidet zwischen kortikalen und subkortikalen Demenzen. Über die Hälfte aller an Demenz erkrankten Patienten leidet an Alzheimer, gefolgt von der vaskulären Demenz etwa infolge eines Schlaganfalls.

Um zu verstehen, was bei Demenz im Gehirn geschieht, muss man sich mit dem Gedächtnis beschäftigen. Wir haben das Kurzzeitgedächtnis, das Ereignisse zwischen 30 und 60 Sekunden lang speichert, das Arbeitsgedächtnis für eine etwas längere, aber dennoch kurzfristige Speicherung und schließlich das Langzeitgedächtnis, das sich noch einmal in zwei Formen gliedert. Das deklarative Gedächtnis merkt sich Namen und Bedeutungen, während das prozedurale Gedächtnis für Fertigkeiten und Tagesabläufe zuständig ist. Zuerst betroffen ist das Kurzzeitgedächtnis. Demenz äußert sich in der auch gesunden Menschen bekannten Vergesslichkeit, nur tritt diese immer häufiger auf. Oft leidet das deklarative Langzeitgedächtnis bei Alzheimer als Nächstes, während das prozedurale länger erhalten bleibt.

Folgende Symptome treten auf:

- Aphasie: Störung der Sprache
- Apraxie: beeinträchtigte Fähigkeit, motorische Aktivitäten auszuführen
- Agnosie: Unfähigkeit, Gegenstände zu identifizieren bzw. wiederzuerkennen
- Dysexekutives Syndrom: Störung der Exekutivfunktionen, das bedeutet Planen, Organisieren, Einhalten einer Reihenfolge

Hinzu kommen zahlreiche psychische Symptome wie Wahnvorstellungen, Aggressionen, Depressionen, Euphorie, Apathie, Reizbarkeit und Enthemmung.

Da der Verlauf am Anfang so schleichend ist, wird eine Diagnose häufig erst verspätet gestellt, auch, weil die Betroffenen sich weigern, zum Arzt zu gehen.

Verschiedene Tests stehen zur Verfügung, um eine Demenz zu diagnostizieren und von anderen – zum Beispiel psychischen – Erkrankungen abzugrenzen. Einer davon ist der sogenannte „Minimental-Test", der die zeitliche und örtliche Orientierung testet, die Merkfähigkeit von drei Begriffen, das rückwärtige Rechnen von 100, das Erinnerungsvermögen, das Benennen von Gegenständen wie einer Armbanduhr oder einem Bleistift oder dem Wiederholen von Sätzen. Weiter wird zum Beispiel ein dreiteiliger Befehl gegeben („Nehmen Sie ein Blatt in die Hand, falten Sie es in der Mitte und legen Sie es auf den Boden") und beobachtet, wie gut dieser Befehl ausgeführt werden kann, das Lesen und Schreiben sowie die Reaktionsfähigkeit werden zudem getestet.

Geistige und körperliche Aktivität, eine gesunde Lebensweise und gesunde Ernährung sind die wichtigsten Bausteine bei der Prävention von Demenz, auch wenn die Gene eine Rolle bei der Entstehung der Krankheit spielen. Forscher nehmen an, dass lange, teilweise Jahrzehnte, vor dem Auftreten der ersten Symptome der zerstörerische Prozess im Gehirn bereits beginnt.

Die Verbesserung der Lebensqualität der Patienten ist das Hauptziel aller Therapien. Medikamente zeigen bei Demenz bislang grundsätzlich nur wenig Wirkung.

In meiner täglichen Arbeit habe ich Kontakt zu Demenzerkrankten in verschiedenen Krankheitsstadien. Meistens begleite ich sie fast bis zu ihrem Tode und besuche sie regelmäßig in den Einrichtungen, in denen sie leben, sodass die Therapie im Rahmen ihrer Krankenzimmer oder ihrer Zimmer in den sozialen Einrichtungen stattfindet. Je nach Krankheitsstadium leben zwischen 50 und 100 Prozent aller mit Demenz diagnostizierten Patienten in Einrichtungen und werden nicht zu Hause gepflegt. In sozialen Einrichtungen leben sie gemeinsam mit anderen Patienten, die keine kognitiven Einschränkungen haben. Das fördert die Teilhabe, ist aber auch manchmal von Konflikten und Problemen begleitet. Die Pflege eines Demenzkranken zu Hause wird für die Angehörigen je nach Fortschreiten der Krankheit zu einer großen Belastung, die diese meist nicht bewältigen können, zum einen durch die bereits dargestellten psychischen Veränderungen, zum anderen aber auch, weil der Betreuungsaufwand sehr groß ist.

Am Anfang meiner Behandlung steht die Akteneinsicht, um mir ein Bild von meinem Klienten oder meiner Klientin zu machen. Meine Therapie als Ergotherapeutin setzt dann entweder im psychisch-funktionellen Bereich an oder im Hirnleistungstraining, z. B. kognitives Training in Form von Gedächtnistraining, dem Sammeln von Begriffen, Sprachspielen, Geruchs-, Gehör-, Geschmack- und Tastsinnübungen, dem Nacherzählen von Texten oder dem Umrechnen von Währungen. Wir malen und singen gemeinsam, erstellen Collagen, trainieren die Uhrzeiten, kochen zusammen, fädeln Perlen auf oder arbeiten mit Knetmasse. All diese scheinbar trivialen Tätigkeiten haben einen übergeordneten Zweck: Sie helfen, Alltagsfähigkeiten zu erhalten oder vielleicht sogar ein Stück weit wiederherzustellen. Verloren gegangene Begriffe wie zum Beispiel die Uhrzeiten können so zumindest für eine Weile bewahrt werden, der Verlauf der Krankheit und ihre Wirkung auf das Leben ein wenig gemindert werden.

Meine ergotherapeutische Arbeit mit Demenzpatienten ist sehr unterschiedlich. Mal werden die Hunde dabei zielgerichtet, mal nur begleitend eingesetzt. Spaziergänge etwa sind ein gutes, körperliches Training. Wie bei vielen Krankheiten wirkt Bewegung wahre Wunder. Dazu gehören auch Übungen für die Beweglichkeit, die Ausdauer und das Gleichgewicht – sofern das trotz anderer Krankheiten oder der Demenz noch möglich ist.

Eine gern angewendete Übung etwa ist, Sprichwörter falsch aufzusagen und die Klienten zu bitten, mich zu korrigieren, etwa: „Wer wird denn gleich den Engel an die Wand malen." Oder: „Jemand durch den Cappuccino ziehen." Eine der besten Methoden gegen Demenz ist es übrigens, eine neue Sprache zu lernen, doch dazu müssen natürlich die kognitiven Fähigkeiten noch stark genug sein.

Besonders beliebt ist es, wenn ich den Anfang eines Liedes sage und sie nach dem weiteren Text frage. Gerade die ältere Generation jenseits der 60 verfügt über ein unglaubliches Repertoire von Liedern, die sie in der Kindheit und in der Jugend gelernt haben. Diese Informationen sind für Demenzkranke häufig einfacher abzurufen als Erinnerungen aus der nahen Vergangenheit. Wir werfen uns auch gemeinsam in der Gruppe einen Maxi-Luftballon zu oder erstellen ein Erinnerungsbuch mit Fotos, kurzen Texten und Andenken aus ihrem Leben. Spiele wie „Stadt-Land-Fluss" oder „Ich packe meinen Koffer" sind auch wunderbar als kognitives Training. Wir setzen zudem funktionelle Spiele ein, wie „Vertellekes" oder das „Aktivierungsquartett".

Übungen dieser Art haben nur indirekt etwas mit meinen Hunden zu tun, diese helfen mir aber ungemein dabei, einen ersten

Kontakt zu Patienten herzustellen. Demenzpatienten sind neuen Personen oder Situationen gegenüber häufig sehr abwehrend. Nelson und Pepe nehmen ihnen die Angst vor der neuen Situation. Besonders toll ist es, wenn die Klienten früher selbst Hunde hatten, vor allem in ihrer Kindheit. Hier bietet es sich an, gleich ein wenig Biografiearbeit zu machen und nach Details zu fragen. Dieses so positiv besetzte Thema öffnet den Raum für weitere Kommunikation. Es gibt aber auch viele Übungen, bei denen die Hunde eine aktive Rolle einnehmen, etwa wenn Leckerlis aufgefädelt oder in einer Futterrutsche versteckt werden. Die Klienten freuen sich über die Begeisterung des Hundes, sie werden aktiv und arbeiten sowohl an ihren motorischen als auch kognitiven Fähigkeiten. Verschiedene Apportier-, Bring- und Versteckspiele sind möglich, wenn die Patienten noch beweglich sind. Ich arbeite besonders gern mit großen Luftballons, die dann beispielsweise zwischen Klient und Hund hin- und hergeschoben werden. Schön ist es auch, wenn wir den Hund gemeinsam bürsten und so direkt Kontakt zu ihm aufgenommen werden kann.

Die Wirkmechanismen der tiergestützten Therapie mit Hunden bei Demenzerkrankten lassen sich im Detail nach verschiedenen Aspekten aufschlüsseln.

Ein erster Aspekt, über den wir uns oft gar keine Gedanken machen, ist, dass man mit Tieren nur analog kommunizieren kann. Sie kennen keine Telefone, keine E-Mails, keine Textnachrichten. Kommunikation ist immer direkt und unmittelbar. Zunächst hört sich das ganz selbstverständlich an, tatsächlich sind wir Menschen aber gar nicht dazu gemacht, ständig nur digital zu kommunizieren, weil uns dort viele semantische Zusammenhänge wie Kontext, Tonfall, Mimik und Gestik verloren gehen, diese benötigen wir aber, um das Gesagte des Gegenübers richtig einordnen zu können. Digitale Kommunikation hält für ältere Menschen und an Demenz Erkrankte deshalb viele Stolperfallen bereit. Die nonverbale Interaktion mit dem Hund belebt tiefer gelegene, unbewusste und instinktive Kommunikationsmuster.

Gleichzeitig lenken Hunde von der gegenwärtigen Situation, die oft bedrückend und aussichtslos erscheint, ab. Viele Klienten, die bereits in sozialen Einrichtungen untergebracht sind, müssen akzeptieren, dass sie nie wieder zu Hause leben werden und dass vor ihnen keine Heilung mehr liegt, sie Stück für Stück alles verlieren werden, was sie ausmacht. Von dieser Realität lenken Hunde sie ab, sie helfen ihnen, aus dem Gedankenkarussell herauszukommen und die Aufmerksamkeit auch wieder auf andere Aspekte des Lebens als nur die Krankheit zu richten.

Ein weiterer wichtiger Einfluss, den Hunde auf Demenzpatienten haben, ist das Anregen von Erinnerungen, wie im Folgenden noch anhand der Geschichten meiner Klienten deutlich werden wird. Viele Menschen erinnern sich an die Hunde, die sie als Kind oder Erwachsene hatten, wenn sie mit Pepe und Nelson zusammenkommen. Demenzpatienten erleben sich selbst oft als hilflos und auf fremde Hilfe angewiesen. Sich um den Hund zu kümmern, ihn zum Beispiel zu bürsten oder zu füttern, lässt sie wieder Fürsorge für ein anderes Leben übernehmen, ein sinnstiftendes Moment, das nicht zu unterschätzen ist.

Die Anwesenheit meiner Hunde bedeutet aber nicht nur, dass sich eine Beziehung zwischen ihnen und meinen Klienten entwickelt, sie beeinflusst auch, wie meine Klienten mich wahrnehmen. Im Zusammenhang mit unseren Hunden werden wir Therapeuten von den Klienten deutlich positiver wahrgenommen und mit Sympathie bedacht. Jeder, der schon einmal mit einem Hund gespielt hat, von ihm begrüßt oder beschmust wurde, weiß, dass man Hunden nur schwer widerstehen kann. Sie fordern auf sehr positive und nonverbale Art Kommunikation, Interaktion und Aufmerksamkeit, die von den Klienten nicht als Heraus- oder gar Überforderung wahrgenommen wird. Gerade weil bei Demenzpatienten die Kommunikation über die Sprache mit fortschreitender Krankheit immer schwieriger wird, kommt der nonverbalen Kommunikation über den Hund eine große Bedeutung für die gemeinsame Arbeit zu.

In der Arbeit mit Demenzpatienten ist es wichtig, diese nicht zu überfordern und ihre Grenzen zu akzeptieren. Kleine Erfolge müssen mit Belohnung und Selbstbelohnung gefeiert werden und vor allem muss der Erhalt der Gesundheit in Form von Hygiene, Ernährung, Bewegung und Ansprache gewährleistet werden. Dabei geht es auch darum, Verständnis dafür zu zeigen, dass der Patient in seiner eigenen Welt lebt, seine Gewohnheiten pflegt und in seiner Gefühlswelt ernst genommen werden möchte. Diskussionen sind sinnlos, ebenso wie Reaktionen auf die Gefühlsausbrüche. Diese werden am besten übergangen. Trotz der Einschränkungen möchten Demenzpatienten nicht wie unmündige Kinder behandelt werden, sondern wie Erwachsene. Eine überschaubare und gleichbleibende Umgebung mit einem festen Tagesablauf gibt Sicherheit und Orientierung. In der Kommunikation hilft es, langsamer in kurzen, einfachen und deutlich gesprochenen Sätzen mit den Betroffenen zu sprechen und das Gesagte mit deutlicher Mimik und Gestik zu unterstreichen. Verbliebene Fähigkeiten werden sinnvoll genutzt, ohne ein Gefühl der Überforderung entstehen zu lassen – eine ständige Gratwanderung für uns Therapeuten! Es ist wichtig, sich in die Patienten und ihr Erleben hineinzuversetzen. Zum Beispiel erleben sie Menschen, die ihnen entgegenkommen, eher als bedrohlich. Deshalb sollte ein direktes Zugehen auf den Patienten vermieden werden und ein Ansprechen besser nur von der Seite her erfolgen.

Eine Patientin, an die ich mich besonders gut erinnere, war Frau Dohlmann. Ich lernte sie kennen, als sie bereits 89 Jahre alt war. Der Leiter der sozialen Einrichtung, in der sie wohnte, berichtete mir, dass sie ihr ganzes Leben lang Tiere geliebt hat.

Als ich ihr Zimmer betrat, erkannte ich sofort, dass hier eine Tierfreundin lebte. Jede Wand in ihrem Zimmer war mit Zeitungsausschnitten und Fotos von Tieren beklebt. Als sie Nelson erblickte, stieß sie einen leisen Freudenschrei aus. Sie war so aufgeregt, dass sie am ganzen Körper zu zittern begann. Nelson beschnupperte und begrüßte sie und Frau Dohlmann fing freudestrahlend an, ihn zu streicheln, während sie immer wieder Dinge sagte wie: „Oh, ist das ein Schöner. Nein, ist der schön!“ Sie wollte alles über Nelson wissen und lachte unablässig über jede seiner Bewegungen. Ihre Freude war so ansteckend, dass auch ich nicht anders konnte, als mit ihr zu lachen. Zwei- bis dreimal in der Woche kam ich entweder mit Nelson, Lotta oder später auch Pepe zu ihr und jedes Mal freute sie sich wie ein kleines Kind am Weihnachtsabend über den Besuch. Meinen Namen konnte sie sich nicht merken, die der Hunde aber auf Anhieb. Wir gingen auch mit den Hunden raus, wenn auch immer nur für eine kurze Zeitspanne, denn sie war bereits sehr gebrechlich. Dick eingepackt saß sie, ganz gleich ob Winter oder Sommer, in ihrem Rollstuhl und verfolgte glücklich jede Regung, die die Hunde draußen machten und kommentierte sie.

Von Woche zu Woche konnte ich deutlich verfolgen, wie sehr sich ihr Lebensgefühl durch die Therapie und vor allem die Besuche der Hunde verbesserte. Vorher hatte sie sich allein und auch ein wenig nutzlos gefühlt, saß sie tagsüber doch nur an ihrem Tisch und erlebte kaum positive Stimuli, nun, durch den Besuch der Hunde, veränderte sich das alles. Auch die Pflegekräfte auf der Station waren von der positiven Wirkung beeindruckt. Während meiner Besuche erzählte sie mir aus ihrem Leben als Chefarztsekretärin und wie sie als kleines Kind den Krieg in Osnabrück erlebt hat. Durch Frau Dohlmann wurde mir als junger Mensch bewusst, was für eine Herausforderung das Älterwerden darstellt. Es bedeutet, dass wir uns dem Ende des Lebens nähern, dass wir Fähigkeiten und Möglichkeiten verlieren und sie nie wieder zurückgewinnen. Es ist nicht leicht, das zu akzeptieren, und der Umgang mit dieser Erkenntnis entscheidet, ob wir unglücklich älter werden oder es positiv annehmen. Wichtig ist hier, wie auch sonst, ob wir dem Älterwerden beziehungsweise dem Alter selbst etwas Sinnvolles abgewinnen können, und auch hier können die Besuche der Hunde ein wichtiger Impuls sein. Das Leben ist nicht vorbei, nur weil man älter wird. Es ist eine Phase der Veränderung und des Umbruchs, doch das bedeutet nicht, dass es nichts mehr gibt, auf das man sich freuen kann.

Einige Zeit nach Beginn der Therapie bei Frau Dohlmann feierte sie ihren 90. Geburtstag und es kamen ehemalige Kollegen und andere Menschen aus ihrem Leben von überall her zu ihrem Ehrentag, natürlich auch ich und meine Hunde. Während der Feier nahm mich ihr Betreuer beiseite und sagte: „Um ehrlich zu sein, Frau Möller, hätten wir nie gedacht, dass Frau Dohlmann den 90. Geburtstag noch erlebt. Das ist wahrscheinlich Ihr Verdienst!“ Über dieses Kompliment freute ich mich natürlich sehr, doch ich weiß, dass mir das ohne meine Hunde nie gelungen wäre.

Wenige Wochen später starb Frau Dohlmann an ihrer Krankheit. Sie und ihre ausgelassene Freude über die Hunde fehlen mir noch heute.

Eine andere Patientin, die mir sehr ans Herz gewachsen ist, ist Frau Neuber. Sie ist inzwischen stolze 102 Jahre alt. Als ich die Therapie bei ihr begann, hatte sie gerade einige Monate zuvor einen Oberschenkelhalsbruch erlitten und wollte nur noch ungern am Rollator laufen. Nelson nannte sie vom ersten Tag an „Püppeli“ – die anderen Hunde übrigens auch.

„Wissen Sie“, erzählte sie mir, „als ich ein Kind war, hatte ich einen Hund namens Lumpi. Und glauben Sie mir, das war auch ein Lump. Wenn am Sonntag der Eiswagen kam, dann sauste der Lumpi die Straße hinunter, dem Eiswagen hinterher und kam erst zurück, wenn er vom Eisverkäufer eine Kugel Eis in einer Waffel erhalten hatte. So war er, mein Lumpi.“

Dieses Beispiel zeigt sehr schön, wie selbstverständlich die Biografiearbeit mithilfe des Themas Hund funktioniert.

Ein Schatten flog über Frau Neubers Gesicht, als sie fortfuhr: „Leider musste ich meinen Lumpi damals einschläfern lassen, es ging ja raus, in den Westen.“ Ich erfuhr, dass sie mindestens einmal in ihrem Leben fliehen musste, ob während des Krieges oder aus der

DDR lässt sich leider nicht mehr eindeutig rekonstruieren. Jedenfalls ließ sie Lumpi schweren Herzens einschläfern, da sie ihn nicht mitnehmen konnte. Ein Verlust, den sie nie vollständig verwand. An die genauen Zusammenhänge kann sie sich nicht mehr erinnern, mal spricht sie von der DDR, mal vom Krieg, sodass ich es selbst nicht genau einordnen kann – woran sie sich aber sehr genau erinnert, ist ihr Lumpi und der Schmerz, den das Zurücklassen des Hundes in ihr ausgelöst hat.

Die Hunde belebten sie so sehr, dass sie bald schon wieder ein paar Schritte mit dem Rollator lief – ein echter Erfolg. Bei ihr spürt man bis heute deutlich, wie sehr ihr die Besuche von mir und den Hunden helfen, ihr Zeitgefühl zu bewahren, da wir immer an den gleichen Tagen und zur gleichen Uhrzeit zu ihr kommen. Für mich ist klar, dass Demenzpatienten das Zusammensein mit Hunden auch deshalb so genießen, weil Hunde nicht infrage stellen, was sie sagen. Häufig erleben die Patienten im Kontakt mit anderen Menschen, dass diese sie korrigieren, wenn sie Dinge falsch aussprechen oder sich nicht erinnern. Das ist für sie nicht nur irritierend, sondern auch frustrierend. Da Hunde aber vor allem auf die nonverbalen Signale reagieren, erleben sie die Kommunikation mit ihnen als befreiend und unbelastet.

Das Tolle an der Ergotherapie ist, dass wir uns jederzeit ganz individuell auf unsere Klienten einlassen können. Einigen etwa macht es besonders Spaß, etwas Kreatives zu gestalten oder mit den Hunden zu spielen. Andere genießen gerade die körperliche Aktivität in Verbindung mit den Hunden.

Bevor meine Mitarbeiterin Linda für mich zu arbeiten begann, betreute ich Frau Bauer, auch sie war bereits schwer an Demenz erkrankt. Sie war körperlich allerdings noch sehr fit und sie genoss es sehr, wenn wir draußen mit den Hunden unterwegs waren. Mit ihr konnte ich auch mal Ringe oder den Tunnel mitnehmen und die Hunde hindurchspringen oder -laufen lassen. Als Linda zu mir kam, übernahm sie Frau Bauer, ich selbst kam erst ein Jahr später mit Nelson wieder, um Linda zu vertreten, und etwas Erstaunliches geschah. Sie sah Nelson an und ein eindeutiger Ausdruck von Erkennen wanderte über ihr Gesicht. „Das ist doch Nelson!", rief sie und freute sich. Ich konnte kaum glauben, dass sie sich trotz ihres fortgeschrittenen Krankheitsstadiums noch so gut an ihn erinnerte. Auch das zeigt einmal mehr, welch positiven Eindruck Hunde hinterlassen. Wir führten dann unseren Spaziergang fort und im Gespräch erinnerte sie sich sogar noch an Lotta. Ich bin mir sicher, dass sie ohne Nelson nicht gewusst hätte, wer ich bin.

Eine andere, mir besonders liebgewordene Patientin mit Demenz ist Frau Sutter. Sie sitzt seit einem Schlaganfall im Rollstuhl und hat Schwierigkeiten, ihren Arm zu bewegen. Zu Beginn der Therapie hatte sie eine eher pessimistische Grundhaltung und beklagte sich oft über die Einschränkungen, unter denen sie litt. Das Zusammensein mit den Hunden hat das grundlegend verändert. Nicht nur blüht sie jedes Mal regelrecht auf, wenn wir kommen, sondern durch das Balltraining mit den Hunden hat sich auch das Missgefühl in ihrem Arm deutlich verbessert. Wir sind ab und zu mal draußen unterwegs, sie in ihrem Rollstuhl, während die Hunde dabei auf ihrem Schoß sitzen. Zuletzt brachte ich ihr Fotos von unseren Therapieeinheiten mit, die sie sich in ihr Zimmer hängte.

Auch Frau Katz, die ich erst seit einigen Monaten behandele, hatte schon vor unserer Zusammenarbeit ein positives Verhältnis zu

Hunden. Pflegekräfte sprachen mich an, da die über 90-jährige Dame einen großen Stoffhund besitzt, den sie behandelt, als sei es ein echter Hund. Von ihren Angehörigen oder aber den Pflegekräften wollte sie nichts wissen und verweigerte jede Kommunikation. Als Nelson und ich sie das erste Mal besuchten, ignorierte Frau Katz mich vollständig, von Nelson aber war sie vom ersten Augenblick an begeistert. Für mich war das am Anfang nicht ganz einfach, doch heute, nach wenigen Monaten Arbeit, zeigen sich die ersten positiven Erfolge. Ich besuche Frau Katz zweimal in der Woche. Meistens arbeiten wir die Hälfte der Zeit am Tisch und machen Hirnleistungstraining, die andere Hälfte über machen wir zum Beispiel Lauftraining. Inzwischen hat sich Frau Katz' Wohlbefinden deutlich verbessert. Sie spricht mit mir, ihren Angehörigen und den Pflegekräften und gemeinsam drehen wir inzwischen kleine Runden durch den Wohnbereich und bei schönem Wetter auch durch den Innenhof der Einrichtung. Dabei sprechen wir fast immer nur über ein Thema: Hunde. Sie erzählt mir von den Hunden, denen sie im Laufe ihres langen Lebens begegnet ist oder wir sprechen über Nelson und Pepe, die für sie ein beständiger Quell der Freude sind. Zuletzt griff sie sogar nach meiner Hand, küsste sie und sagte leise: „Schön, dass du da bist." Für mich war das nach unseren anfänglichen Schwierigkeiten ein ganz besonderer Moment, der mir viel Kraft gab. Manchmal ist es wichtig, sich die Zeit zu nehmen, um zu einem Menschen durchzudringen, und genau dabei helfen mir meine Hunde so ungemein. Ich bezweifle, dass mir ohne Nelson und Pepe in so kurzer Zeit solch ein sichtbarer Erfolg bei Frau Katz gelungen wäre.

Auch Lindas erste Klientin war Demenzpatientin.

Linda:

„Frau Klinke litt, als ich als Ergotherapeutin zu ihr kam, bereits an einem fortgeschrittenen Stadium von Demenz. Sie lag viel im Bett und wollte nicht aufstehen, allerdings wusste ich von den Pflegekräften, dass sie früher selbst einen Pudel gehabt hat. Ich kam also mit Nero zu ihr, der sie vorsichtig beschnupperte und begrüßte. Frau Klinke lag im Bett, das sie zu diesem Zeitpunkt bereits seit Tagen nicht verlassen hatte. Ich konnte sehen, wie sich ihr Gesicht bei Neros Anblick aufhellte. „Wer ist das denn?“, fragte sie. „Das ist Nero“, antwortete ich. „Frau Klinke, wollen wir mit Nero ein bisschen spazieren gehen?“ Tatsächlich wuchs ihre Motivation durch Nero so sehr, dass Frau Klinke sich anzog und mit uns vor die Tür ging. Gemeinsam drehten wir bald unsere Runden. Zum ersten Mal erlebte ich sozusagen hautnah, wie Hunde als „Eisbrecher“ und Anbahner von Kommunikation funktionieren.

Nero und ich besuchen aktuell noch eine Hundeschule, um die Bindung zwischen uns zu festigen, doch ich habe inzwischen auch gelernt, dass es meine eigenen, fast schon perfektionistischen Ansprüche sind, die mir manchmal im Weg stehen. Verena gelingt es ganz gut, mir diese zu spiegeln und mir dabei zu helfen, weder von mir noch von Nero zu erwarten, dass alles gleich auf Anhieb funktioniert.

Bei anderen Gelegenheiten übernimmt Nero ganz unerwartete Funktionen, wie etwa bei einem männlichen Alz-

heimerpatienten, bei dem der Tag- und Nachtrhythmus infolge seiner Krankheit deutlich gestört war. Er lief nachts herum und litt unter wahnhaften Vorstellungen, etwa, dass im Krankenhausflur jemand wartete, um ihn zu erschießen. „Sie brauchen keine Angst haben", sagte ich ihm bei unserem ersten Besuch. „Nero ist ein vorzüglicher Wachhund." Tatsächlich glaubte er mir das auf Anhieb und wurde ganz ruhig. Auch hier legte Nero wieder den Grundstein für eine vertrauensvolle Zusammenarbeit, die bis heute fortbesteht.

Frau Dasch, die ich seit Anfang 2016 betreue, leidet unter einer kortikobasalen Degeneration, einer neurodegenerativen Erkrankung, die Symptome ähnlich denen von Demenz und Parkinson beinhaltet und innerhalb weniger Jahre tödlich ist. Frau Dasch ist 68 Jahre alt und lebt bereits seit einigen Jahren mit ihrer Erkrankung. Ihre Tochter kam auf die ErgoDog-Praxis zu, weil ihre Mutter Hunde liebte, in ihrer Ehe aber keine halten durfte, und sie sich als Tochter von der tiergestützten Therapie eine Verbesserung des Lebensgefühls ihrer Mutter versprach. Als Nero und ich das erste Mal zu Frau Dasch kamen, saß sie gerade im Aufenthaltsraum ihrer Einrichtung. Nero begrüßte sie und erkundete dann den Raum, dann sprang er zu ihr auf die Couch und kuschelte mit ihr. Frau Dasch konnte zu diesem Zeitpunkt bereits nicht mehr sprechen, doch ihre Mimik drückte aus, wie sehr sie sich über diesen Körperkontakt freute. Gemeinsam probierten wir Spiele aus, sie versteckte etwa Leckerlis für Nero, die er suchte, oder machte Zerrspiele mit ihm, was Nero, den kleinen Wildfang, besonders freute. Zwischen ihr und Nero entstand schon bald eine besondere Bindung. Sie lachte, wenn er in ihrer Nähe war und auch ihre Körperspannung verbesserte sich. Bald aber ging es Frau Dasch viel schlechter und sie konnte nur noch im Bett liegen. Nero akzeptierte das und suchte von sich aus ihre Nähe. Ich erzählte ihr dann von all den „Dummheiten", die Nero in der Zwischenzeit angestellt hatte, was sie von Herzen erfreute. Frau Daschs Tochter berichtete mir schließlich, dass Betroffene von kortikobasaler Degeneration letztendlich an einem qualvollen Tod leiden müssen, den sie ihrer Mutter ersparen wollte. Frau Dasch signalisierte selbst, dass sie nicht mehr leben wollte und unterschrieb zuvor zusätzlich noch eine Patientenverfügung. Die Palliativmediziner verwiesen auf die Magensonde, mit der sie ernährt wurde. Ihre Tochter erklärte Frau Dasch, dass sie sterben würde, wenn die Nahrung über die Magensonde eingestellt würde, und fragte sie, ob sie das wollte. Frau Dasch machte eine einzige, aber eindeutige Geste: Sie hob den Daumen. Niemand um sie herum machte sich diese Entscheidung leicht, ein Ethikarzt wurde hinzugezogen. Viele Gespräche fanden mit den Ärzten, Pflegekräften und der Tochter im Beisein von Frau Dasch statt. Schließlich wurde die Nahrungszufuhr eingestellt. Ihre Tochter rief mich an diesem Tag an. „Wäre es für Sie in Ordnung, jetzt jeden Tag zu kommen? Ich möchte, dass die letzten Tage meiner Mutter so schön und hell wie nur möglich sind." Spontan sagte ich ja, ohne mir darüber im Klaren zu sein, was da auf mich und Nero zukam. Nero und ich besuchten sie in den folgenden Tagen fast bis zu ihrem Tod. Nero, der eher ein Grobmotoriker ist, schien zu spüren, was mit Frau Dasch geschah, denn er wurde ganz ruhig und vorsichtig. Für mich war das eine schwere und intensive Zeit, die meinen Umgang mit dem Tod verändert hat. An einem Sonntag rief mich Frau Daschs Tochter an und sagte, dass es sein könnte, dass ihre Mutter an diesem Tag stirbt. Nero und ich fuhren sofort in die Einrichtung, doch es herrschte große Unruhe in ihrem Zimmer, viele Leute waren da und wollten Abschied nehmen, und fast alle wollten Nero streicheln, was ihn eher stresste und ablenkte. Ich fasste den Entschluss, am nächsten Tag wiederzukommen, hoffte, dass sie dann noch leben würde, denn ich wollte mich noch von Frau Dasch verabschieden. Einige Wochen zuvor hatte ich mit ihr begonnen, ein Buch zu lesen, das von der Krebserfahrung berichtete, die ein Hund und seine Besitzerin gemacht hatten, die beide fast zeitgleich an Krebs erkrankten. Ich las ihr daraus vor, während Nero neben ihr schlief. Anschließend nahm ich ihre Hand und half ihr Nero zu streicheln. Das war unser Abschied von Frau Dasch, die wenige Tage später starb. Die ganze Zeit über hielt sie ein Kuscheltier von Nero in der Hand, ein halbzerkautes Schaf, das sicher fürchterlich nach ihm stank, doch Frau Dasch gab es bis zum letzten Augenblick nicht her. Nero war bis zum Schluss für sie eine große Stütze. Sie behielt das Schaf bis zum Schluss im Arm und nahm es sogar mit ins Grab."

SCHLAGANFALL: UND PLÖTZLICH IST ALLES ANDERS

Eine andere große Gruppe unter meinen Klienten sind Schlaganfallpatienten. Jedes Jahr erleiden in Deutschland rund 200.000 Menschen einen Schlaganfall, jeder vierte stirbt, sodass Schlaganfälle die dritthäufigste Todesursache in Deutschland sind, weltweit sogar die zweithäufigste. Ursache für einen Schlaganfall sind Blutgerinnsel, die wichtige Arterien im Hirn verstopfen und dieses so dauerhaft schädigen können, etwa bei Arteriosklerose. Zwar steigt das Risiko für einen Schlaganfall mit dem Alter, doch auch junge Menschen können einen Schlaganfall erleiden.

Ein Schlaganfall zeigt sich durch den plötzlichen Ausfall jener Teile des Gehirns, die nicht mehr ausreichend mit Blut versorgt werden. Die Symptome können sehr unterschiedlich sein, häufig zeigen sich aber Lähmungen, Gangunsicherheit und Sprachstörungen. Entscheidend ist, dass er immer plötzlich und sehr gravierend auftritt. Wird der Patient schnell behandelt, kann das Blutgerinnsel aufgelöst werden und der betroffene Hirnbereich sich erholen. Vergeht zu viel Zeit, sind die Schäden oft dauerhaft und der Betroffene ist fortan auf Pflege angewiesen. Dabei können die Auswirkungen, je nachdem, welches Areal im Hirn beschädigt ist, sehr unterschiedlich sein und zum Beispiel nur motorische Bereiche betreffen oder aber auch kognitive Störungen hervorrufen.

Wie stets beginnt die ergotherapeutische Arbeit mit einem Befund, der mir als Therapeutin zeigt, wie groß Handlungsfähigkeit und Teilhabe des Patienten noch sind. Wir testen zum Beispiel den

Muskeltonus und die Bewegungsabläufe in alltäglichen Situationen und beobachten dabei die Feinmotorik. Auch das Gleichgewicht und die Haltung werden betrachtet, vor allem aber ist wichtig, zu erfahren, welche alltäglichen Handlungen der Klient infolge seines Schlaganfalls nicht mehr ausüben kann und gerne wieder erlernen möchte. Oft lege ich dann gemeinsam mit dem Klienten Ziele fest, die ganz unterschiedlich sein können. Einige wünschen sich verbesserte Bewegungsfähigkeit und Feinmotorik, andere wollen die Hirnleistung trainieren und wieder andere sehnen sich vor allem nach mehr sozialer Teilhabe. Gerade bei Letzterem sind meine Hunde als Co-Therapeuten von unschätzbarem Wert.

Auch hier geht es bei der ergotherapeutischen Arbeit darum, Fähigkeiten, die durch den Schlaganfall verloren gegangen sind, wieder weitestgehend herzustellen, neu zu erlernen oder den Zustand zu erhalten, wenn er nicht mehr zu verbessern ist. Betroffene ziehen sich häufig sehr in sich zurück. Die Erkenntnis, dass der eigene Körper und das eigene Leben nie wieder so sein werden wie früher, stürzt viele in ein tiefes Loch.

Als Ergotherapeuten trainieren wir die motorisch-funktionellen Fähigkeiten, helfen bei der Verbesserung der Wahrnehmung und dem Ausführen von Bewegungen, schulen die Bewältigung alltäglicher Aufgaben, fördern die Eigenaktivität und zeigen, wie Hilfsmittel angewendet werden können.

Im Alltag helfen wir dabei, das Anziehen, Einkaufen und Zähneputzen neu zu erlernen. Dabei geht es sowohl um die praktische Durchführung als auch die Planung. Dinge, die für uns selbstverständlich sind, etwa, dass man erst die Zahnpasta auf die

Zahnbürste gibt, müssen Schlaganfallpatienten oft bewusst neu erlernen.

Eine Methode, die in der Ergotherapie zur Behandlung der Folgen von Schlaganfällen verwendet wird, ist die sogenannte Affolter-Methode, die auf die schweizerische Psychologin und Therapeutin Felicie Affolter zurückgeht. Man nennt diese auch „geführte Interaktionstherapie". Dabei helfe ich als Therapeutin meinen Klienten durch Fragen und Anleitung bei der Orientierung im Alltag und der Durchführung von Alltagsaufgaben.

Frau Becker, eine Klientin von mir, die ich seit 2014 behandele, ist seit einem Schlaganfall teilweise halbseitig gelähmt. Dadurch konnte sie nicht länger zu Hause leben, sondern musste in eine Einrichtung umziehen, eine Situation, die sie als sehr belastend erlebte. Nicht mehr im gewohnten Umfeld und auf die Hilfe fremder Menschen angewiesen zu sein, ist ein Einschnitt im Leben, den es erst einmal zu verarbeiten gilt und der vielen Menschen, ob alt, krank oder behindert, verständlicherweise schwerfällt.

Das Pflegepersonal sprach mich an, weil sie niemanden an sich heranließ und sich den ganzen Tag über isolierte. Ich versprach, es zu versuchen, und tatsächlich sollte es ein schwerer Weg werden. Sie ignorierte nicht nur mich, sondern auch die Hunde. Ich aber ließ mich davon nicht entmutigen. Zunächst besuchte ich sie nur für eine Viertelstunde, dann aber immer länger, als ich merkte, dass sie sich an mich gewöhnte und langsam Vertrauen zu mir und den Hunden aufbaute. Ich machte auch nur mit ihr, was ihr gefiel, um einen eher positiven Eindruck zu hinterlassen.

Inzwischen lächelt sie, wenn wir hereinkommen, und begrüßt die Hunde, die sie sogar streichelt. Ihr Sprachvermögen ist eingeschränkt, doch sie spricht mit den Hunden in einer Art Kindersprache, die sie nur für meine Vierbeiner verwendet. Es dauerte beinahe sechs Monate, um diesen Zugang zu ihr zu finden.

Linda und Nero liefen in den ersten zwei Wochen ihrer Anfangsphase mit mir mit, so lernte Frau Becker Linda und Nero durch mich kennen. Wir machen mit Frau Becker oft Steh- und Mobilitätstraining und fördern auch ihre Sensibilität bzw. Körperwahrnehmung. Einmal besuchten die Hunde und ich sie, als uns der Pfleger schon auf dem Gang sagte: „Frau Becker geht es heute nicht gut. Sie will das Bett nicht verlassen." Ich betrat ihr Zimmer und fand sie zusammengekauert in ihrem Bett. In diesen Situationen ist es wichtig, die Grenzen der Klienten zu respektieren und sie trotzdem ein wenig herauszufordern. „Soll Nelson ein wenig zu Ihnen in das Bett kommen?", fragte ich sie, die doch die Hunde so lange ignoriert hatte. Ein paar große, traurige Augen blickten mich an, gefolgt von einem schüchternen Nicken. Ich lächelte und breitete die Decke auf dem Bett aus, sodass sich Nelson eng an sie kuscheln konnte. Sofort richtete sie sich ein wenig auf und begann ihn zu streicheln, während sie ihm in ihrer ganz eigenen Sprache etwas erzählte. Ich bin mir sicher, dass Nelson jedes ihrer Worte verstand. Gerührt von diesem friedlichen Augenblick ließ ich die beiden für eine Weile allein und wartete im Nebenraum, auch mit dem Hintergedanken, ihr Selbstbewusstsein zu stärken und ihr eine Aufgabe zu geben. Tiefs, wie sie Frau Becker da gerade erlebte, treten oft bei Patienten mit diesen Krankheitsbildern auf. Sie gehen zwar vorbei, bedeuten aber auch immer ein gewisses Risiko, weil Behandlungserfolge dann zum Stillstand kommen oder sogar aufgehoben werden. Ohne Nelson hätte ich an dieser Stelle wenig tun können, außer mich zu ihr zu setzen und mich mit ihr zu unterhalten. Nelson als Co-Therapeut konnte ihr in diesem Augenblick noch einiges mehr geben, nämlich Nähe, Körperkontakt und Ansprache. Die größte Überraschung erlebte ich aber, als ich Nelson kurz darauf wieder abholte. Kaum hatte ich die Decke vom Bett genommen, streckte Frau Becker anschließend der Pflegekraft die Hand entgegen und war bereit, aufzustehen. Wenn das mal kein voller Erfolg war!

Auch Linda erlebte eine besonders berührende Geschichte mit einer Schlaganfallpatientin:

Linda:

> *„Frau Helm ist eine Patientin, die ich bereits kannte, bevor ich mit der tiergestützten Ergotherapie begann. Mit ihr sprach ich oft über unsere gemeinsame Liebe zu Hunden. Sie ist 91 Jahre alt und hatte einen Schlaganfall. Ich kann es heute nur noch erahnen, doch ich denke, Frau Helm war eine „Lebefrau", wie man so sagt, jemand, der gerne feierte und gerne verreiste. Aufgrund von Durchblutungsstörungen und Stenosen nahm man ihr vor ungefähr vier Jahren das rechte Bein ab. Kurz darauf folgte ein Schlaganfall – Umstände, die sie in Depressionen stürzten. Neros und meine Besuche waren für sie das Highlight der Woche. Eines Tages berührte sie mich am Arm und sagte: „Wissen Sie, ich hatte die Tabletten schon gesammelt. Ich wollte*

nicht mehr leben, ich meine – wozu denn? Aber dann dachte ich an das Kerlchen, an den Nero, und dann konnte ich es einfach nicht." Als sie mir das erzählte, standen mir die Tränen in den Augen. Nero ist für sie, deren Familie überall auf der Welt verstreut lebt, ihr Lichtblick und der Grund, weiterzuleben. Was für eine wunderschöne Erfahrung!"

CHOREA HUNTINGTON: DER TOD LAUERT IN DEN GENEN

An anderer Stelle habe ich bereits über meinen Klienten gesprochen, der an Chorea Huntington leidet. Chorea Huntington ist eine immer tödlich verlaufende Erbkrankheit, bei der Gehirnzellen durch ein fehlerhaftes Eiweiß zerstört werden. Sie bricht meistens um das 40. Lebensjahr aus und bis zum Tod vergehen höchstens 15 Jahre. Rund 10.000 Betroffene gibt es in Deutschland. Psychische Störungen in Form von Antriebslosigkeit sind häufig erste Symptome, gefolgt von einem geringeren Muskeltonus und dem Verlust der Kontrolle über bestimmte Muskelgruppen. Auch die kognitiven Fähigkeiten lassen nach, sodass demenzartige Symptome auftreten. Die Krankheit ist zwar nicht heilbar, es ist aber bewiesen, dass eine hohe Lebensqualität den Verlauf verlangsamt, Stress ihn hingegen beschleunigt.

Der bereits erwähnte Klient, Herr Willer, befand sich zu dem Zeitpunkt, an dem ich ihn kennenlernte, auf einer stationären Pflegestation. Der Kontakt kam zustande, weil seine Schwester meine Eltern kannte und von ihnen wusste, dass ich tiergestützte Ergotherapie anbot. Weit bevor ich mit der tiergestützten Therapie bei Herrn Willer angefangen hatte, befand er sich psychisch in einem tiefen Loch. Seit Wochen ließ er niemanden an sich heran, lag nur noch im Bett und verweigerte Essen und Körperpflege. Dieses Auftreten von schweren Depressionen ist typisch bei Chorea Huntington. Ich war bereit, die Herausforderung anzunehmen, wenn auch mit einem kleinen Trick: Da Herr Willer die meisten Therapeuten, Pflegekräfte und Ärzte verabscheute und selbst seine Mutter und Geschwister nicht mehr an sich ranließ, wollte ich ihm bei meinem ersten Besuch erklären, dass ich ehrenamtlich mit meinen Hunden Bewohner in dem Haus besuchte und jetzt auch mal bei ihm vorbeischaute. Dazu kam es aber gar nicht.

Als ich zum ersten Mal sein Zimmer betrat, reagierte er mit heftiger Abwehr. „Nein", brüllte er, schnappte sich seinen Rollator und stürmte an mir vorbei auf den Flur. Seine Schwester erzählte mir, dass er sogar schon mal einen Selbstmordversuch unternommen hätte und dass sie so gut wie keinen Zugang zu ihm bekäme. Er verwehrte jede Hilfe. Ich entschied mich, erst einmal abzuwarten. Irgendwann kam er mit seinem Rollator zurück und ich blickte ihn freundlich an. Er ignorierte mich und ging in sein Zimmer – allerdings schloss er die Tür nicht hinter sich, was ich sofort als ein gutes Zeichen interpretierte. Ich ging langsam in sein Zimmer hinein und ließ Nelson los, der sofort zu ihm hinlief und ihn freudig begrüßte. Hatte er mich noch zurückweisen können, fiel ihm das bei dem freudig mit dem Schwanz wedelnden Hund deutlich schwerer. Das erste Eis war gebrochen, auch wenn noch ein anstrengender Weg vor uns lag. Es sollte noch lange dauern, bis sich Herr Willer daran gewöhnt hatte, dass Nelson, Pepe und ich öfter zu ihm kamen, doch irgendwann schien er sich fast zu freuen. Trotzdem gab es auch Rückschläge, je nachdem, in welcher Verfassung er war. Einmal kam ich in das Zimmer und fand ihn auf dem Boden liegend vor. Seine Beine hatten ihm den Dienst versagt und aus Wut darüber hatte er seinen Rollator umgetreten. Diese Art von Frust und Hilflosigkeit, die aus dem Wissen um eine unheilbare, tödliche Krankheit entsteht, die einem Stück für Stück das Leben nimmt, gilt es auszuhalten. Wenn ich mich auch nur für eine Sekunde in Herrn Willer und sein Schicksal hineinversetze, dann verstehe ich alle seine Emotionen nur zu gut. Mitten im Leben reißt ihn eine schreckliche Diagnose heraus, zwingt ihn, den Rest seiner Tage in einer sozialen Einrichtung, mit fremder Hilfe und unter der Wahrnehmung des eigenen körperlichen Verfalls zu erleben, wissend, dass es keine Heilung gibt und am Ende der Tod wartet. Seine Patienten ernst nehmen, heißt, auch diese Gefühle ernst zu nehmen und nicht zu relativieren und wegzureden. Einem Herrn Willer kann ich kaum sagen: „Alles wird wieder gut!" – das wäre nicht nur eine Lüge, es käme auch Spott gleich. Stattdessen versuche ich, zu zeigen, dass es trotz alledem noch Dinge gibt, die das Leben schön und lebenswert machen, versuche, in das Grau und Schwarz des Erlebens meiner Patienten nach und nach bunte Farben zu malen. Mal gelingt es, mal nicht. Es kam immer wieder vor, dass Herr Willer mich fortschickte und mir jeden Zugang verwehrte – doch diese Situationen wurden weniger.

Manchmal gelingt es mir, selbst festgefahrene Situationen wieder aufzulösen. Relativ am Anfang unserer Zusammenarbeit fiel er erneut in ein tiefes Loch und verweigerte nicht nur mir, sondern dem gesamten Pflegepersonal gegenüber jede Zusammenarbeit. Als ich in die Einrichtung kam, warnten mich die Pflegekräfte schon vor. Ich wollte es zumindest versuchen und kam mit Nelson in das Zimmer.

Erwartungsgemäß ignorierte Herr Willer mich.

„Herr Willer, wir machen jetzt mal ein kleines Spielchen“, kündigte ich an, bereit zu akzeptieren, dass er eben im Bett liegen bleiben wollte, aber trotzdem entschlossen, ihn zumindest ein wenig zu aktivieren, und begann, Leckerlis rund um seinen von der Decke verborgenen Körper zu positionieren, einige auch ein wenig unter der Decke. Dann forderte ich Nelson auf, die Leckerlis zu holen, was sich dieser natürlich nicht zweimal sagen ließ. Eine Weile schnupperte Nelson um ihn herum und suchte nach den Leckerlis, ohne, dass sich unter der Decke etwas tat. Dann aber begann Herr Willer, sich ein wenig zu bewegen. Ein Geräusch war zu hören, das ich erst nicht erkannte, dann aber feststellte, dass es sich um ein leises, glucksendes Lachen handelte. Schließlich kam Herr Willer unter seiner Bettdecke hervor, der Kopf ganz rot, das Gesicht voller Freude, während Nelson nun mutiger wurde und auf ihm herumkletterte. Der Anblick war so schön, dass ich laut mitlachte. „Wollen wir rausgehen, Herr Willer?“, fragte ich ihn, und ohne lange zu überlegen, stimmte er zu. Als wir zusammen den Flur hinuntergingen, konnte ich sehen, wie das Pflegepersonal, das in den vergangenen Tagen seine liebe Mühe mit Herrn Willer gehabt hatte, mit offenen Mündern stehen blieb und uns nachstarrte. Damit hätte wohl wirklich niemand gerechnet.

Auch während der folgenden Besuche gelang es mir gemeinsam mit Nelson und Pepe, Herrn Willer zu einem Spaziergang zu verleiten. Und nicht nur das – während einer meiner Besuche sagte er zu mir, dass ihm mein Parfüm gut gefalle.

„Haben Sie denn auch ein Lieblingsparfüm, Herr Willer?“, fragte ich ihn augenzwinkernd und er bejahte die Frage. Beim nächsten Besuch erwartete mich dann ein frisch geduschter und duftend einparfümierter Herr Willer.

Der Einfluss der tiergestützten Ergotherapie zeigte sich bei Herrn Willer schon nach kurzer Zeit. Zwar war es ein langer Weg mit immer wiederkehrenden Rückfällen und Phasen, in denen er einfach in Ruhe gelassen werden wollte – was wir natürlich akzeptierten –, doch ließ er schließlich das Pflegepersonal an sich heran und auch seine Familie kam wieder in Kontakt mit ihm. Glücklicherweise darf er nun sogar dreimal in der Woche von uns Besuch bekommen. Dass ich eine Therapeutin bin, weiß er bis heute nicht, aber das ist auch nicht so wichtig. Wichtig ist, dass er solches Vertrauen zu mir und den Hunden aufgebaut hat und wir ihn aus seiner Depression heraus und ein wenig zurück in das Leben holen konnten. Wir können für Klienten wie ihn scheinbar nicht mehr viel tun, doch die Verbesserung der Lebensqualität, ein wenig Glück und Freude sind für Betroffene wie ihn ein sehr großes Geschenk. Ich freue mich an jedem Tag darüber, wie viel ich dank meiner Arbeit – und dank meiner Hunde! – geben kann.

Mich erreichte einige Wochen nach Beginn meiner Arbeit mit Herrn Willer eine E-Mail von seiner Schwester, in der sie schrieb, dass sie ihren Bruder zusammen mit ihrer Mutter besucht und ihn mit erstaunlich guter Laune angetroffen hatte. Er sei sofort unter der Decke hervorgekommen und zu einem Spaziergang mit Rollstuhl bereit gewesen. Er habe sich von ihr die Haare schneiden lassen und war einverstanden, sich neue Kleidung anzuziehen. Das sei für sie und ihre Mutter so unfassbar gewesen, sodass sie Tränen der Freude in den Augen hatten. Sie war erstaunt über diese unglaublich positive Veränderung gewesen, hatte er sich bei den vorherigen Besuchen ihnen gegenüber noch ganz anders gezeigt. Sie schrieb:

> *„Was Sie mit Ihrer tiergestützten Therapie für meinen Bruder (und somit auch für uns als Familie) leisten, ist so großartig, dass mir die Worte fehlen, um dem gerecht zu werden. Es ist ein wunderbares Geschenk für meinen todkranken Bruder, wenn Sie, gemeinsam mit Nelson und Pepe, seine noch verbleibende Zeit auf so liebevolle Art und Weise bereichern. Wir sind Ihnen unendlich dankbar und können jedem Angehörigen eines schwer erkrankten Patienten nur wünschen, von Ihnen und Ihrer Arbeit zu erfahren, um diesen leidenden Personen ebenfalls ein großes Stück Lebensfreude wiedergeben zu können."*

Umso trauriger macht es mich, dass ich aktuell nicht mehr mit Herrn Willer arbeite. Wie an anderer Stelle bereits erwähnt, wurde sein aggressives Verhalten in der kürzeren Vergangenheit zu einem Problem, nicht nur für mich, sondern auch für die anderen Pflegekräfte, die ihn betreuten. Für uns Gesunde ist es schwer vorstellbar, was es mit der Psyche eines Menschen macht, von so einer schweren, immer tödlichen und schleichenden Krankheit betroffen zu sein. Ich hoffe und wünsche mir, dass Herr Willer und ich in naher Zukunft wieder gemeinsam arbeiten und an die positiven Erfolge der Vergangenheit anknüpfen können.

MULTIPLE SKLEROSE: DIE KRANKHEIT DER VIELEN GESICHTER

Multiple Sklerose ist eine entzündliche Erkrankung des Nervensystems, die meistens bei jungen Erwachsenen auftritt, häufiger bei Frauen als bei Männern. Betroffen sind Gehirn, Rückenmark und Sehnerven, Verlauf und Auswirkungen können sehr unterschiedlich sein – deshalb heißt sie auch „die Krankheit der vielen Gesichter“. Ursache ist vermutlich eine Autoimmunerkrankung. Die Entzündungs- und Abwehrzellen des Körpers greifen die eigenen Nervenzellen an, zunächst die Hüllschicht der Nervenfasern (Myelinscheiden) und schließlich die Nervenfaser selbst und hinterlassen Entzündungsherde, sogenannte Läsionen. Die Nerven können Nervenreize nicht mehr richtig weiterleiten, ein wenig wie ein kaputtes Kabel.

Bis heute weiß die Forschung nicht, wie Multiple Sklerose, kurz MS genannt, genau entsteht. Sie tritt in Nordeuropa und bei den Nachfahren nordeuropäischer Auswanderer häufiger auf als anderswo. In Deutschland sind Schätzungen nach rund 120.000 Menschen von MS betroffen.

Die Symptome selbst können sehr unterschiedlich ausfallen, sowohl im Frühstadium als auch später. Muskelschwäche, Lähmungen, Empfindungsstörungen, Minderung der Sehschärfe oder erhöhte Muskelspannung können erste Symptome sein. Wie die Krankheit genau verläuft, ist nicht vorhersehbar. Bei den meisten Patienten läuft sie in Schüben ab, in denen die Krankheitssymptome stärker werden, anschließend aber auch wieder abklingen können, manchmal jedoch auch dauerhafte Einschränkungen zur Folge haben. Bei rund der Hälfte der Patienten wird aus dem schubweisen Verlauf irgendwann ein chronisch fortschreitender, bei dem sich die Krankheit ständig verschlimmert. Frauen sind doppelt so häufig von MS betroffen wie Männer. Heilbar ist MS nicht, allerdings gut behandelbar. Forschungen weisen darauf hin, dass erbliche Auslöser eine Rolle spielen, das zeigt allein die ethnische und regionale Verteilung, allerdings nicht ausschließlich, vielmehr geht man von einem Bündel von Faktoren aus, sodass MS nicht als „klassische" Erbkrankheit betrachtet werden kann. Welchen Einfluss die Umwelt spielt, zeigt die erstaunliche Tatsache, dass das Risiko von Nordeuropäern, an der Krankheit zu erkranken, abnimmt, wenn sie als Kind in ein Land auswandern, wo die Krankheit kaum verbreitet ist. Wissenschaftler vermuten, dass das Immunsystem eine Rolle spielt – und die Erreger, mit denen es in der Kindheit „trainiert" wird. Eine Hypothese ist, dass das körpereigene Abwehrsystem die eigenen Nervenzellen mit Krankheitserregern „verwechselt".

Die Vielfältigkeit der Krankheit bedingt, dass es keine „klassischen" Erstsymptome gibt. Am häufigsten aber treten Empfindungsstörungen auf, gefolgt von Sehstörungen und Muskelschwäche. Später kommen Gangstörungen unterschiedlichen Schweregrades aufgrund einer krampfhaften Erhöhung der Muskelspannung (Spastik) hinzu, Kraftlosigkeit, Gefühlsstörungen insbesondere der Beine, Unsicherheiten beim Gehen und Stehen, Blasen- und Darmentleerungsstörungen unterschiedlicher Art, Ermüdungsneigung, Sprachschwierigkeiten, Bewegungsunsicherheit und psychische Störungen.

Bei den meisten Patienten (80 Prozent) beginnt die Krankheit mit einem Schub. Was genau einen Schub auslöst, ist nicht klar, Stress und Infektionen gelten aber als Faktoren. Ein Schub kann einige Tage bis mehrere Wochen andauern und definiert sich durch das Auftreten neuer Krankheitssymptome, die anhalten und anderweitig nicht erklärt werden können.

Nicht immer führt MS zu schweren Behinderungen, viele Patienten sind auch Jahrzehnte nach Krankheitsausbruch noch selbstständig und können laufen. Nur 10 Prozent sterben an den direkten Folgen der Krankheit, die Lebenserwartung verkürzt sich kaum. Die Unberechenbarkeit der Krankheit macht sie auch bei leichtem Verlauf zu einer großen Belastung für die Betroffenen, weil nicht vorhersehbar ist, welche Behinderungen auftreten werden, wie schwer sie sind und ob sie bleiben. Diagnostiziert wird MS meistens durch die Entnahme von Nervenwasser aus dem Rückenmark, in dem sich erhöhte Entzündungswerte finden, sowie durch ein MRT. Als gesichert gilt MS nach den sogenannten McDonald-Kriterien, wenn das Auftreten der Schübe einem klaren zeitlichen Muster folgt, also zwei Schübe innerhalb weniger Wochen auftreten oder aber sich im MRT Entzündungsherde der Nervenzellen zeigen. Dabei ist es sehr wichtig, dass andere Ursachen zum Beispiel durch Blutuntersuchungen ausgeschlossen werden. Gerade weil es keine eindeutigen Symptome gibt, darf die Diagnose nicht leichtfertig gestellt werden. HIV, Borreliose oder Syphilis können ähnliche Symptome auslösen.

Da Multiple Sklerose nicht heilbar ist, konzentriert sich die Therapie darauf, die Selbstständigkeit und die Lebensqualität der Betroffenen so gut und so lange wie möglich aufrechtzuerhalten.

Akute Schübe werden mit Kortison und anderen Immunsuppressoren behandelt, langfristig stehen andere Medikamente wie Interferon zur Verfügung, um den Krankheitsverlauf abzuschwächen.

Bei akuten Schüben kann auch die Blutwäsche angewendet werden, die bei rund der Hälfte der Patienten Erfolg zeigt, allerdings kann diese nur in speziellen Zentren durchgeführt werden.

Neben der medikamentösen Therapie, die gute Erfolge in der Behandlung der Symptome zeigt, spielen auch Physiotherapie, Logopädie und natürlich Ergotherapie eine wichtige Rolle, etwa, wenn es darum geht, eine Spastik zu behandeln, Schmerzen zu lindern und im Alltag die Selbstständigkeit zu erhalten. Begleitend treten bei MS oft chronische Erschöpfung (sogenanntes Fatigue-Syndrom) und Depressionen auf.

Einmal durch die Krankheit zerstörte Nervenzellen können nicht wieder „repariert" werden, sodass man nach Alternativen suchen muss, etwa wenn ein Arm nicht mehr richtig genutzt werden kann. Das Gehirn kann nämlich lernen, sich „umzuorganisieren". Hier kommt die Ergotherapie ins Spiel. Wir stärken die Feinmotorik und erhalten Alltagsfähigkeiten.

Eine Klientin von mir leidet unter Ataxie, einem gestörten Zusammenspiel von Muskeln und Nerven, das sich zum Beispiel in ständigem Zittern (Tremor genannt) oder Gangunsicherheit und häufigem Hinfallen ausdrückt. Die Klientin versucht dann, den Ausfall der betroffenen Muskelpartien auszugleichen, was zu einer Über- und Fehlbelastung anderer Muskeln führen kann und wiederum neue Probleme mit sich bringt. Mit dem Verlust der Gehfähigkeit infolge einer Ataxie können die meisten Patienten sehr schwer umgehen.

Bei einer Ataxie trainieren wir als Ergotherapeuten das Zusammenspiel zwischen Nerven und Muskeln durch wiederkehrende Übungen. Erstaunliche Erfolge zeigen sich, wenn man zum Beispiel den betroffenen Arm vor Beginn der Therapie kurz in Eiswasser taucht. Die Kühlung verringert die gestörte Informationsübertragung und kann zu einer bis zu 45 Minuten andauernden Verbesserung führen, die manchmal bestimmte Übungen überhaupt erst möglich macht.

Gemeinsam üben wir außerdem „Aktivitäten des täglichen Lebens" (kurz AdL), wie etwa das Halten von Besteck, das Treppensteigen, das Anziehen einer Jacke oder das Packen eines Koffers. Ganz einfache Tätigkeiten wie das Einschenken von Wasser aus einer Flasche in ein Glas oder das Greifen eines Gegenstandes mit einer Hand werden mit uns gezielt trainiert. Bei meiner unter Ataxie leidenden Klientin trainieren wir eine bewusste Entspannung. Umso mehr sie sich auf die Ataxie konzentriert, umso ausgedehnter wird die Ataxie. Sie kann sich dadurch sogar selber schlagen. Sie haut überall gegen. Während sie sich auf die bewusste Entspannung konzentriert, lässt die Ataxie nach. Hier muss ich jedoch aufpassen, dass sie sich dadurch, dass sie unbedingt das Um-sich-Schlagen unterdrücken möchte, nicht verkrampft. Statt zu verkrampfen arbeiten wir daran, dass sie ihre betroffenen Muskeln ganz bewusst entspannt. Somit wird die Ataxie bei ihr weniger bzw. hört fast ganz auf. Meine Hunde helfen bei dem Training. Wenn meine Klientin auf einer Behandlungsliege liegt, soll sie Pepe oder Nelson, die sich neben sie gekuschelt haben, streicheln, teils mit meiner

Unterstützung, teils auch ohne. Sie soll sich bewusst darauf konzentrieren, entspannt die Hunde zu streicheln. Das klappt auch hervorragend bis jetzt. Die Motivation ist durch die Einbeziehung meiner Hunde natürlich noch größer und schöner. Nelson und Pepe sind dabei immer ganz ruhig und liegen nur da. Ich habe der Patientin gesagt, dass die Hunde ihre besonderen Streicheleinheiten anscheinend mögen. Für die Patientin ist dies eine schöne Bestätigung, so akzeptiert zu werden, wie sie ist.

Andere Patienten haben mit Spastiken zu kämpfen, anhaltenden Verkrampfungen einzelner Muskelgruppen. Auch hier ist wieder die gestörte Reizübertragung der angegriffenen Nervenzellen die Ursache. Der Muskeltonus wird erhöht. Mit unseren Übungen trainieren wir zum einen die Muskelkraft an sich, aber auch die Feinmotorik, etwa indem wir durch gezielte Übungen und Reizstellungen den Muskeltonus verringern. Wir helfen dabei, einzelne verkrampfte Körperteile wie Arme und Beine wieder zu mobilisieren und zu dehnen. Eine Methode dabei ist die Propriozeptive Neuromuskuläre Fazilitation, kurz PNF, eine aktive Therapiemethode, bei der über neuromuskuläre Reize die Muskelspannung reduziert wird. Sogenannte propriozeptive Reize wie Druck, Zug, Dehnung und Widerstand der betroffenen Muskelgruppen durch mich als Therapeutin werden von weiteren visuellen, verbalen und taktilen Reizen begleitet, um so die Reizweiterleitung zu erleichtern, indem der Reiz auf gleich mehreren Ebenen vermittelt wird.

Bei Übungen zur Verbesserung der Feinmotorik sind der Fantasie keine Grenzen gesetzt. Obwohl ich inzwischen seit vielen Jahren als Ergotherapeutin Patienten mit MS betreue, fallen mir auch immer neue Möglichkeiten ein. Gängige und beliebte sind etwa Übungen mit Tüchern, also das Zusammenknüllen, Zusammenlegen und Zuwerfen, die Arbeit mit Therapieknete, Vier-Gewinnt-Steine in das Spiel stecken, Bälle auf dem Tisch hin- und herrollen oder Schreibübungen. Mit einem Patienten haben wir angefangen, Lego-Technik zu bauen, mit einem anderen zu sticken. Derzeit gestalten wir sogenannte Schnüffelteppiche für Hunde. Eine größere Stoffdecke wird in kleinere Streifen geschnitten und in eine Spulmatte eingeknotet. Die Hunde können anschließend versteckte Leckerlis daraus erschnüffeln.

Leider ist es so, dass unserer Arbeit sehr viel mehr Erfolg beschieden sein könnte, wenn die Patienten diverse Übungen regelmäßig, am besten mehrmals täglich, auch ohne uns durchführen würden, zum Beispiel die Zehen heranziehen oder Fußballen heben üben – gute Übungen, um das Lauftraining zu verbessern (Abrollen der Füße beim Laufen). Bei den meisten Patienten ist es aber so, dass sie solche Übungen nur in Gegenwart der Therapeutin durchführen, ganz gleich, wie oft ich ihnen „Hausaufgaben“ aufgebe.

Ein anderes Symptom ist die Parese, die Muskelschwäche, die bei MS auftritt. Sie ist das Gegenstück zur Spastik, bei der zu viele Reize gesendet werden. Bei einer Parese kommen nicht genug Reize in den Muskelnerven an. Auch hier versucht die Ergotherapie, die körperliche Stabilität wiederherzustellen oder zu erhalten und die Muskelkraft zu erhöhen. Auf der Bobathliege etwa führen wir Übungen durch, bei denen trainiert wird, den Rumpf aufrechtzuhalten oder den Arm auszustrecken.

Weiter kann es bei MS zu einer erhöhten oder verringerten Sensibilität etwa von Hautnerven kommen, was als sehr unangenehm erlebt und als Missempfindung beschrieben wird. Neben den bereits beschriebenen Alltagsübungen arbeiten wir hier zum Beispiel mit Vibrationsreizen oder mit anderen Stimulationen wie einem Murmelbad, aber auch das Streicheln der Hunde kann zu einer Verminderung des Missempfindens führen.

Auch bei Multipler Sklerose kommt Gedächtnistraining zum Einsatz. Kognitive Störungen werden durch die angegriffenen Nervenzellen hervorgerufen. Das betrifft die Aufmerksamkeit, die Wahrnehmung, das Gedächtnis und die Handlungs- und Planungsfähigkeit. Eine große Rolle spielt das bereits im Zusammenhang mit Demenz erwähnte Arbeitsgedächtnis, das uns Handlungen planen und Überlegungen zu Vorhaben anstellen lässt. Ist es gestört, sind wir leicht ablenkbar und bringen angefangene Tätigkeiten nicht zu Ende. Wortfindungsübungen und Quiz sind hier sehr erfolgreich. Eine Wortfindungsübung ist beispielsweise, den Klienten möglichst viele Worte zu einem Themenbereich wie „Fußball“ oder „Einkaufen“ finden zu lassen.

Ich habe sehr gute Erfahrungen mit dem Brettspiel von „Wer wird Millionär“ gemacht. Dieses Quiz regt die Erinnerung an und sorgt für Gesprächsstoff.

Ein anderes, oft unterschätztes Symptom der Multiplen Sklerose ist chronische Erschöpfung, Fatigue-Syndrom genannt. Diese zeigt sich nicht nur in Antriebslosigkeit, sondern auch in einer verminderten Muskelkraft und geistigen Leistungsfähigkeit. Leider weiß man bis heute nicht, was genau das Fatigue-Syndrom bei MS auslöst, obwohl es die Hauptursache dafür ist, dass Betroffene zum

Beispiel ihrem Beruf oder anderen Tätigkeiten wie einem Ehrenamt oder einer Vereinsmitgliedschaft nicht mehr nachgehen können.

Zuletzt treten bei Multipler Sklerose auch psychische Symptome wie Stimmungsschwankungen, Affektstörungen, Psychosen und eine erhöhte Suizidalität auf. Um dem entgegenzuwirken, ist es wichtig, den Betroffenen Strategien an die Hand zu geben, die ihnen zeigen, dass sie ihr Leben trotz Krankheit meistern können (sogenannte Coping-Strategien). Genau da helfen wir Ergotherapeuten (und in meinem Fall meine Hunde als Co-Therapeuten). Wir erhalten Alltagsfertigkeiten oder trainieren sie anhand von Hilfsmitteln oder anderen Techniken neu und geben positive Impulse.

In meinem beruflichen Alltag komme ich in Kontakt mit Multipler Sklerose in verschiedenen Stadien. Eine meiner Klientinnen, Frau Gerber, ist erst 58 Jahre alt. Sie leidet unter einer starken Ataxie und seit ihrem letzten Schub vor ein paar Monaten kann sie auch nicht mehr am Rollator gehen, was zuvor zumindest für ein paar Schritte möglich war. Nachdem sie zuerst in eine soziale Einrichtung ziehen musste, bedeutet das eine weitere Einschränkung für sie: Sie sitzt jetzt im Rollstuhl. Bei ihr verläuft die Krankheit fortschreitend, was auch die Schwere der Symptome erklärt. Trotzdem meistert sie ihren Alltag erstaunlich gut. Sie kann trotz der Ataxie in ihren Händen den Rollstuhl selbstständig anschieben – wenn auch jedes Mal mit einem lauten „Klatschen" der Hände auf den Radkappen. Auch ihre Körperwahrnehmung ist gestört, ihre rechte Körperhälfte ist weniger stark betroffen als die linke. Ihre „gute" Körperhälfte nennt sie „Brunhilde", die weniger gute, rechte „Bruno". Ich besuche sie zweimal in der Woche und dann machen wir viel „Ataxietraining".

Dabei üben wir zum Beispiel das freie Stehen oder Sitzen. Ich halte sie fest, um ihr Sicherheit zu geben, während sie sich aufrichtet und zum Beispiel mit ausgestreckten Armen ihre Körpermitte hält. Häufig üben wir auch auf der bereits erwähnten Bobathliege, über die ihre Einrichtung glücklicherweise verfügt. Diese Liege ist stufenlos höhenverstellbar, sodass man sie perfekt auf die Bedürfnisse des Patienten anpassen und sie für Übungen verwenden kann.

Auch gezielte Entspannung lindert die Ataxie, wie ich schon beschrieben habe. Wenn Frau Gerber Nelson streichelt, freut er sich, denn für ihn ist es aufgrund ihrer Ataxie ein besonders intensives Streicheln, fast wie eine Massage. Vor Kurzem sagte sie zu mir: „Naja, dann ist die Ataxie ja doch zu etwas gut – dem Hund gefällt es." Dank der Hunde kann also selbst einem so störenden Symptom wie dem beständigen Zittern etwas Gutes abgewonnen werden, es wird nicht mehr nur negativ betrachtet, was von großer Bedeutung ist – denn Heilung oder endgültige Linderung gibt es nicht. Frau Gerber kann nur lernen, ihre Ataxie anzunehmen – und dabei hilft der Kontakt mit den Hunden enorm.

Wenn sie meine Hilfe benötigt, sagt sie zum Beispiel: „Reich mir mal die Hand von Bruno" – dann meint sie ihre rechte Hand. Wir üben viele alltägliche Dinge wie das Schneiden von Essen. Gesunde Menschen können sich kaum vorstellen, welche Folgen die gestörte Körperwahrnehmung für die Betroffenen hat. So kann Frau Gerber etwa, wenn sie ihre Augen schließt, nicht mehr sagen, wo sich genau ihre Arme und Beine befinden. Besonderen Spaß macht es ihr, wenn wir gemeinsam mit Acrylfarben malen. Ich habe extra dicke Pinsel besorgt, die sie trotz Ataxie gut halten kann. Gemeinsam haben wir schon drei oder vier Bilder fertiggestellt – ein schönes Erfolgserlebnis.

Bei den MS-Patienten, die ich therapiere, ist die Krankheit oft so weit fortgeschritten, dass sie auf fremde Hilfe angewiesen sind. Berufstätigkeit, Hobbys und Sport sind nicht mehr möglich.

Einer meiner Klienten, Herr Maschner, wird seit Jahren liebevoll zu Hause gepflegt. Er ist 55 Jahre alt, sitzt im Rollstuhl und kann außer seinem Kopf keinen Körperteil mehr bewegen, auch das Sprechen funktioniert nicht mehr. Zum ersten Mal bin ich Herrn Maschner schon in meiner Anfangszeit als Ergotherapeutin begegnet, damals noch als Angestellte und ohne Hunde. Sein Krankheitsverlauf ist sehr dramatisch, zumal er in seiner Schwere besonders ist. Im Sommer des letzten Jahres traf ihn eine Hirnhautentzündung, eine sogenannte limbische Enzephalitis, eine Komplikation der MS, bei der das Immunsystem die Nervenzellen im Gehirn angreift und eine Entzündung verursacht. In ihrem Verlauf betraf die Komplikation vor allem seine Psyche. Herr Maschner war sehr traurig, weinte viel und war oft kaum ansprechbar. Die Pflegekräfte im Krankenhaus beschrieben ihn als apathisch. Man verschrieb ihm leichte Antidepressiva, sogenannte SSRI (selektive Serotonin-Wiederaufnahme-Hemmer, die jüngste Generation an Antidepressiva), doch diese machten ihn nur müde. Auch andere, stärkere Medikamente halfen nicht und mussten wegen eines auftretenden Natriummangels wieder abgesetzt werden.

Auch nach seiner Rückkehr aus dem Krankenhaus blieb Herr Maschner sehr niedergeschlagen und apathisch. Seine Situation ist für ihn besonders schwer zu ertragen, da sein Bewusstsein von der Krankheit in keinster Weise eingeschränkt ist.

Nelson, Pepe und ich sowie Linda und Nero besuchten ihn regelmäßig, als er wieder zu Hause war, und es zeigte sich, dass es unseren Hunden tatsächlich gelang, Herrn Maschner aus seiner tiefen Krise herauszuholen.

Wenn er noch im Bett ist, lassen wir die Hunde mit einer Decke bei ihm liegen. Es ist ihm anzusehen, wie sehr er den Körperkontakt genießt. Gemeinsam mit ihnen lässt er sich sogar zu einem Spaziergang überreden. Es ist schön, zu sehen, wie ihm die Nähe zu den Hunden emotionale Zuwendung, Wertschätzung, körperliche Nähe, Freude, Begeisterung, Spaß und Spontanität gibt. Besonders freut er sich darüber, wenn sich die Hunde eng an ihn kuscheln und bei ihm Ruhe suchen und finden. Durch seine Krankheit ist er so eingeschränkt, dass er kaum noch etwas tun kann. Der Besuch der Hunde ist etwas, auf das er sich freuen kann. Die Hunde begrüßen ihn freundlich und lenken ihn ab, bringen etwas Positives in sein Leben. Früher, als er noch gesund war, hatte er selbst Hunde.

Herr Maschners Frau erzählte mir, dass die stimmungsaufhellende Wirkung unserer Besuche oft noch lange anhalte. Tatsächlich hat sich Herrn Maschners Gemütszustand in den letzten Monaten langsam, aber stetig verbessert. Unsere Therapieeinheiten sind für ihn Lichtblicke. Oft setze ich die Hunde zielgerichtet ein, manchmal aber auch nur begleitend. Etwas, das Herrn Maschner große Freude macht, ist die Beschäftigung mit dem Thema Weltall. Er verfügt hier über ein riesiges Wissen, weshalb ich mir vor Kurzem extra ein Quiz zu diesem Themenbereich besorgte, das wir gemeinsam spielen, während die Hunde bei ihm liegen und dösen. Ich lese erst die Frage und dann die Antwortmöglichkeiten vor und Herr Maschner zeigt mir mit einer entsprechenden Kopfbewegung, welche Antwort die richtige ist. Auf diese Weise habe ich schon vieles über den Weltraum gelernt.

Multiple Sklerose bricht im jungen Erwachsenenalter aus. Bei manchen Patienten ist der Verlauf langsam, bei anderen sehr schnell. Wenn junge Menschen von einer so schweren und unheilbaren Krankheit betroffen sind, hat das auch für uns Therapeuten eine besondere Dramatik. Einer meiner Klienten, Herr Wolfgang, ist erst 39 Jahre alt und sitzt wegen der Krankheit im Rollstuhl. Einzig seinen Kopf und den linken Arm kann er noch bewegen, er ist vollständig auf fremde Hilfe angewiesen und lebt in einer sozialen Einrichtung. Seinen elektrischen Rollstuhl bedient er mit einer Art Joystick. Als die Krankheit bei ihm diagnostiziert wurde, war er erst 28, ein junger Mann, der mitten im Leben stand, gerne auf Partys ging und eine gute Zeit hatte. Innerhalb kürzester Zeit veränderte sich sein Leben vollständig. Traurigerweise unterstützen ihn seine Angehörigen nicht und er bekommt nur sehr selten Besuch. Freunde von früher haben sich abgewandt. Die Isolation ist für ihn mit am schwersten auszuhalten.

Leider ist es nicht nur so, dass sich seine Familie nicht um ihn kümmert, sie haben seine Lage auch noch zu ihrem Vorteil ausgenutzt. Das kommt öfter vor, als man denkt. Rund 100 Euro stehen ihm als Bewohner einer sozialen Einrichtung für alltägliche Dinge zu, für Kosmetik, Zeitungen, Süßigkeiten. Ich machte dazu bei einer unserer Therapieeinheiten eine Bemerkung und er erzählte mir daraufhin, dass er dieses Geld nicht habe. Er lebte von seinen Ersparnissen.

Das verwunderte mich, und er begann, nachzuforschen. Dabei stellte sich heraus, dass seine Schwester als Betreuerin für ihn eingesetzt war und in den vergangenen Jahren rund 5.000 Euro veruntreut hatte, Geld, das ihrem schwer kranken Bruder zugestanden hätte. Ich ermutigte ihn, das der Einrichtungsleitung zu melden. Diese veranlasste, dass die Schwester das Geld zurückerstatten musste. Eine Entschuldigung oder ein Gespräch mit ihrem Bruder fand nie statt. Was ihn viel mehr traf als der finanzielle Verlust, war das Gefühl von Verrat. Hinzu kam, dass er diese Gefühle nicht richtig artikulieren konnte. Er weinte sehr viel in dieser Zeit, auch wenn wir, also Nelson, Pepe und ich, natürlich versuchten, ihn aufzumuntern und Trost zu spenden. Es ist überflüssig zu erwähnen, wie sehr mich persönlich das Verhalten seiner Schwester wütend gemacht hat.

Irgendwann erzählte Herr Wolfgang mir, dass ihn die Gebärdensprache interessierte, also begannen wir als kognitives Training, aber auch zur Schulung der Grob- und Feinmotorik, gemeinsam die ABC-Gebärdensprache zu trainieren. Das sollte sich als ein echter Glücksfall erweisen, denn Anfang 2015 wurde er von einem schweren Schub eingeholt, in dessen Folge er die Sprachfähigkeit verlor und bis heute nicht wiedergewonnen hat. Dank unserer gemeinsamen Übungen kann ich zumindest rudimentär mit ihm weiter kommunizieren. Er besitzt auch eine ABC-Karte, auf deren Buchstaben er mit seinem Finger zeigen kann. Auch bauen wir gemeinsam Lego Technik auf, wofür er sich schon seit seiner Kindheit begeistert. Um seine Teilhabe am Leben außerhalb der Einrichtung zu fördern, haben wir ein Facebookprofil für ihn eingerichtet, über das er mit einigen seiner früheren Freunde und Klassenkameraden Kontakt aufnehmen kann. Ich helfe ihm, Nachrichten zu verfassen oder Sachen zu posten, etwas, das ihm große Freude bereitet und das Gefühl seiner Isolation zumindest ein wenig verringert.

Über die Gegenwart von Nelson und Pepe freut er sich jedes Mal sehr. Er ist mit Hunden aufgewachsen und genießt den Kontakt. Inzwischen sind wir für ihn nicht nur Trostspender, sondern auch eine Art Familienersatz. Der Körperkontakt zu den Hunden, dessen Bedeutung ich an anderer Stelle bereits ausführte, spielt auch für ihn eine wichtige Rolle, erfährt er doch sonst kaum Berührungen und körperliche Nähe.

In der Arbeit mit MS-Patienten gilt Ähnliches wie bei Demenz. Wir als Ergotherapeuten wissen, dass wir die Krankheit nicht heilen können, sehr wohl aber können wir die Lebensqualität unserer Klienten verbessern. Für mich ist jedes Lächeln von Herrn Wolfgang ein Erfolg.

KAPITEL FÜNF

Tiergestützte Therapie bei psychischen und kognitiven Erkrankungen

TIERGESTÜTZTE ERGOTHERAPIE BEI ENTWICKLUNGSSTÖRUNGEN

Prinzipiell ist die tiergestützte Ergotherapie natürlich auch bei Kindern denkbar und wird auch entsprechend angeboten. Gerade Kinder reagieren auf Hunde intensiv und meist positiv und haben oft eine enge gefühlsmäßige Bindung an Tiere, selbst an solche, die nicht ihre eigenen sind. Hunde können Kindern Sicherheit und Vertrauen vermitteln und Ängste und Blockaden lösen. Der Kontakt zu Tieren spricht uralte menschliche Bereiche in unserem Inneren, unserer Seele an und symbolisiert gleichzeitig einen Zugang zum Lebendigen. Es ist kein Wunder, dass uns in vielen Märchen Tiergestalten begegnen. Sowohl C. G. Jung als auch Sigmund Freud bezogen ihre Hunde in die Psychotherapie mit ein.

Das Angebot von ErgoDog konzentriert sich bislang eher auf ältere Menschen, aber vor Kurzem besuchte uns unser erster kleiner Patient in unserer Praxis. Der kleine Mann im Grundschulalter litt unter juveniler idiopathischer Polyarthritis. Bei der juvenilen idiopathischen Arthritis, kurz JIA, handelt es sich um eine chronische Gelenkerkrankung im Kindesalter, deren Entstehung und Entwicklung ungeklärt ist. Sie tritt vor dem 16. Lebensjahr auf und hält länger als 6 Wochen an. Es wird davon ausgegangen, dass Autoimmunmechanismen bei vorhandener genetischer Disposition den Ausbruch begünstigen, vermutlich spielen jedoch auch Infektionen (z. B. mit dem Parvovirus B 19) und Traumata eine Rolle. Die chronische Entzündung der Gelenkschmiere hat die Zerstörung des Knorpels zur Folge. Zusätzlich können das Bindegewebe oder andere Organe betroffen sein. Die Erkrankung verläuft typischerweise in Schüben.

Gemeinsam mit den Hunden besuchte der kleine Patient unseren Snoezelen-Raum in der ErgoDog-Praxis. Zunächst war der Junge zurückhaltend und schüchtern, aber nach einer gewissen Zeit öffnete auch er sich und kuschelte mit Nelson. Das Wort „Snoezelen“ kommt aus dem Niederländischen und ist eine Kunstschöpfung aus den beiden Worten „snuffelen“, was etwa kuscheln bedeutet, und „doezelen“ für dösen. Der Begriff beschreibt einen gemütlichen, warmen Raum, in dem man bequem sitzen oder liegen kann und von sanften Klängen und Licht umgeben ist. Diese Umgebung schenkt Sicherheit und Vertrauen, sorgt für Entspannung und dafür, dass gute Beziehungen zu sich selbst und zu anderen aufgebaut werden können. Das Konzept gibt es noch gar nicht so lange, hat sich aber in vielen Bereichen als erfolgreich bewährt, sodass wir es auch in unserer Praxis in Verbindung mit der tiergestützten Therapie anbieten. Der Kontakt zu den Hunden ist dabei nur ein weiterer Reiz im Snoezelen-Konzept. Snoezelen wird sehr vielfältig eingesetzt, sowohl bei Kindern als auch bei Schwerbehinderten, psychischen Erkrankungen, bei Demenz und in der Palliativmedizin.

LEBEN IM EMOTIONALEN DAUERCHAOS: BORDERLINE

Die Borderline-Persönlichkeitsstörung ist erst in der jüngeren Vergangenheit verstärkt in den Fokus der öffentlichen Aufmerksamkeit getreten, dann aber oft in einer sehr reißerischen Art und Weise. Dabei tritt sie bei fünf bis sechs Prozent der Bevölkerung auf und ist damit gar nicht so selten. Frauen sind ein wenig häufiger betroffen. Das Symptombild dieser psychischen Erkrankung ist sehr vielfältig, sodass es oft gar nicht so einfach ist, die Krankheit zu diagnostizieren. Ursprünglich hat die Krankheit ihren Namen daher, dass man sie genau auf der Grenze zwischen Neurose und Psychose vermutete. Heute steht der Begriff „Borderline" auch für das charakteristische „Grenzen austesten", das dieser Erkrankung innewohnt. Man nennt sie auch „emotional instabile Persönlichkeitsstörung" und dieser Begriff zeigt schon an, womit die Betroffenen zu kämpfen haben: Sie haben kaum Kontrolle über ihre eigenen Gefühle, werden von ihnen häufig regelrecht überwältigt. Sie haben ein gestörtes Selbstbild und zeichnen sich teilweise auch durch impulsives selbstzerstörerisches und selbstverletzendes Verhalten aus. Für die Diagnose werden neun Kriterien genannt, von denen fünf erfüllt sein müssen, damit Borderline diagnostiziert werden kann:

I. Angst vor dem Verlassenwerden
II. Instabile zwischenmenschliche Beziehungen, die von extremer Nähe und dann wieder Abwertung geprägt sind
III. Impulsivität, die sich etwa bei Suchtverhalten oder großer Risikobereitschaft zeigt
IV. Suiziddrohungen und suizidale Handlungen
V. Instabile Emotionen, die sich durch heftige Stimmungsschwankungen und Reizbarkeit zeigen
VI. Autoaggressives und selbstverletzendes Verhalten
VII. Ein Gefühl von Leere
VIII. Heftige Wutanfälle
IX. Vorübergehende wahnhafte Zustände

Die Betroffenen haben meist große Angst vor Zurückweisung und sind unfähig, dauerhafte Beziehungen einzugehen. Sie leiden häufig unter Depressionen oder sind suchtkrank. Nicht alle verletzen sich selbst, und die Selbstverletzung kann ganz unterschiedliche Ausprägungen haben, von „Ritzen" über „Haare ausreißen" bis zum Verschlucken von Rasierklingen. Die Ursachen für diese Erkrankung sind nicht abschließend geklärt, vermutet wird eine Kombination aus genetischer Veranlagung und späterer Prägung. Traumatische

Erfahrungen in der Kindheit und Jugend, etwa sexueller Missbrauch, können die Borderline-Persönlichkeitsstörung zur Folge haben, aber nicht alle Betroffenen haben entsprechende Traumata erlebt. Gehirnscans zeigen, dass Borderline-Patienten eine verringerte Aktivität im präfrontalen Cortex haben, jenem Bereich des Gehirns, der für die Bewertung und Steuerung unserer Emotionen zuständig ist. Betroffene werden mit Psychotherapie, hier besonders mit der Verhaltenstherapie, und Medikamenten behandelt. Grundsätzlich zeigt sich, dass sich der Verlauf der Krankheit mit wachsendem Alter bessert, weil es – so hat es den Anschein – dann den Betroffenen besser gelingt, ihre Gefühle zu kontrollieren und ihre Impulse in den Griff zu bekommen. Das trifft aber leider nicht auf alle Erkrankten zu.

Die bereits dargestellten positiven Auswirkungen von Hunden zeigen sich auch bei Borderline-Patienten, besonders in Bezug auf das Bindungsverhalten, das bei Betroffenen häufig gestört ist. Bei vielen wird vermutet, dass sie in den frühen Prägephasen nicht genug Bindungsvertrauen aufbauen konnten. Auch in der Traumabehandlung kann tiergestützte Intervention hilfreich sein. Von einem Trauma spricht man dann, wenn etwas so Drastisches im Leben eines Menschen geschieht, dass es seine Sicht auf die Welt dauerhaft verändert. Die Betroffenen „erstarren" im Moment des Traumas und erleben die traumatisierende Erfahrung wieder und wieder. Unfälle, Gewaltverbrechen und sexueller Missbrauch, aber auch andere Extremerfahrungen können ein Trauma verursachen und in der Folge nicht nur das bereits beschriebene Wiedererleben auslösen, sondern auch Angst- und Panikattacken, Albträume und andere Einschränkungen. Betroffene können oft ihre eigenen Gefühle und Reaktionen nicht richtig einordnen, ein Punkt, bei dem die

Interaktion mit Tieren, insbesondere mit Hunden, sehr hilfreich sein kann. In der therapeutischen Arbeit können Tiere im Allgemeinen und Hunde im Besonderen das Vertrauen in den Therapeuten verstärken, sie können dafür sorgen, dass er authentisch und vertrauenswürdig erscheint. Die Körpersprache des Hundes vermittelt, dass da jemand sitzt, dem vertraut werden kann, eine Überzeugung, die von dem Patienten oft schon instinktiv übernommen wird. Psychotherapie kann, ähnlich wie Ergotherapie, nur in diesem Vertrauen funktionieren. Die Tiere bieten Körperkontakt und Beziehungsmöglichkeiten an. Sie stärken das Selbstwertgefühl und das Vertrauen in die Welt und vermitteln Zuwendung und Interesse. Viele Borderline-Patienten erleben Stigmatisierung und Ablehnung, Hunde hingegen zeigen, dass sie sie so annehmen, wie sie sind. Wichtig ist hier auch, dass Hunde sich immer eindeutig, das heißt kongruent verhalten, was die Interaktion mit ihnen erleichtert. Das Streicheln der Hunde regt die Ausschüttung von Oxytocin an, dem bereits erwähnten Bindungshormon. Hunde können die Sehnsucht nach einer vertrauensvollen Beziehung erfüllen, gerade für Menschen, die von anderen Menschen immer wieder so tiefgreifend enttäuscht wurden.

Ich kam mit Borderline das erste Mal über die ergotherapeutische Arbeit in Kontakt, und zwar durch Lisa, eine heute 22 Jahre alte Borderline-Patientin, die in einer Einrichtung lebt. Sie leidet außerdem unter einer zerebralen Bewegungsstörung und ist deshalb auf einen Rollstuhl angewiesen. In ihrem jungen Leben erfuhr sie bereits viele Misshandlungen, ihre Eltern waren Alkoholiker, einzig ihr Hund war für sie, solange sie noch zu Hause lebte, ein positiver

Bezugspunkt. Eines Tages aber, so erzählte sie mir, starb der Hund, und ihr Onkel schnitt den Kadaver vor ihren Augen auf, eine Erfahrung, die Lisa zutiefst verstörte. Seit jenem Tag verletzt sie sich selbst. Sie schneidet sich in Arme und Unterschenkel. Sie leidet auch unter Dissoziationen, das bedeutet, sie fühlt sich selbst nicht, hat kein Zeitgefühl oder nimmt alles wie hinter Glas wahr. Auch Drogenkonsum ist bei ihr ein Problem. Leider erfährt sie in dem Heim, in dem sie lebt, kaum Zuspruch. Niemand kümmert sich wirklich um sie, sie sitzt die meiste Zeit in ihrem Zimmer und raucht. Allerdings hat sie ihre positive Bindung an Hunde nie verloren, sodass ich dank Nelson und Pepe sehr schnell einen Zugang zu ihr fand. Sie liebt es, mit den Hunden zu kuscheln. Von Bewegung und Rausgehen hält sie jedoch nicht sehr viel, aber sie öffnet sich mir. Ich war die Erste, der sie die traumatische Erfahrung mit ihrem Hund erzählte. Ein weiteres Zeichen dafür, dass sich bislang eher wenig um sie gekümmert wurde, was aber, so mein bisheriger Erfahrungsstand, in solchen Einrichtungen eher die Norm als die Ausnahme ist – leider.

Lisas Zimmernachbarin ist Jacqueline, im gleichen Alter. Auch sie erlebte viel Missbrauch und sexuelle Gewalt. Jacqueline bekam mit, wie sehr sich Lisa über meine Besuche freute, und setzte auf eigene Faust durch, dass auch sie Ergotherapie mit mir und den Hunden verschrieben bekam. Auch ihr schien einfach nie jemand wirklich zugehört zu haben. Sie hatte das Gefühl, weder geliebt noch gewollt zu sein. Im Kontakt mit mir blühte sie aber auf. Ich hatte den Eindruck, dass sie mich ein wenig als ihr Vorbild nahm. Tatsächlich organisierte sie sich selbst eine Stelle als FSJlerin (Freiwilliges Soziales Jahr) in einem Pflegeheim und hat dort im Herbst 2016 eine Ausbildung angefangen, eine Entwicklung, die bei ihr wirklich niemand vorausgesehen hat. Was mich im Kontakt mit Lisa und Jacqueline sehr irritierte, war, wie seitens der Pfleger mit ihnen umgegangen wurde. So wollte Lisa bei einer Gelegenheit Schmerztabletten haben und erhielt diese nicht mit der Aussage: „Du stehst doch auf Schmerzen." Ein anderes Mal rief man den Notarzt nicht, nachdem sie sich selbst verletzt hatte, wohl, um ihr eine Lektion zu erteilen. Jacqueline berichtete mir ähnliche Vorkommnisse. Ich konnte das so nicht akzeptieren und suchte das Gespräch mit der Heimaufsichtsbehörde und den jeweiligen Betreuern der beiden Mädchen. Diese nahmen die Sache zwar ernst, aber im Gespräch mit den betreffenden Pflegern wurde relativiert und abgewogen. Mich machte es betroffen, dass Jacqueline und Lisa überhaupt nichts Seltsames daran fanden, dass man mit ihnen so umging – sie kannten es schlicht nicht anders.

ABSCHIED VOM LEBEN: EIN TABUTHEMA

Als Ergotherapeuten kommen wir, wie viele andere im medizinischen Bereich Tätigen, sehr viel häufiger mit dem Tod in Kontakt als andere Menschen. Mir fällt immer wieder auf, wie sehr das Thema Tod und der Umgang mit ihm tabuisiert werden. Früher starben kranke und alte Angehörige noch zu Hause, heute vor allem in Krankenhäusern und Hospizeinrichtungen. Gerade junge Menschen wollen vom Tod nichts wissen, sie verdrängen nur allzu gerne, dass sie selbst sterblich sind. Der Kontakt mit alten Menschen zeigt mir, wie zerbrechlich und schnell vergänglich das Leben ist. Wir denken alle ständig, dass uns noch ganz viel Zeit bleibt, doch in Wirklichkeit rauscht das Leben manchmal geradezu an einem vorbei. Wenn es eine übereinstimmende Botschaft von Menschen am Ende ihres Lebens an uns Junge gibt, so lautet sie wohl: „Lebt so, als sei jeder Tag euer letzter, denn der kommt schneller, als ihr denkt." Mich macht der Kontakt mit alten Menschen demütig vor dem Tod und ich bemühe mich, Berührungsängste mit dem Tod abzubauen. Der Tod gehört zum Leben, er erwartet uns alle. Es kann sein, dass wir in der tiergestützten Ergotherapie nicht mehr machen können, als die letzten Tage und Wochen zu verschönern, eine Erfahrung, die Linda bereits im vorangegangenen Kapitel beschrieb. In ihrer kurzen Zeit als Ergotherapeutin war das jedoch nicht ihre einzige Begegnung mit einem endgültigen Abschied:

Linda:

> *„Herr Walter litt unter Lungenkrebs im Endstadium. Er war erst 64 Jahre alt und lebte bereits in einem Pflegeheim. Er sollte eigentlich in ein Hospiz verlegt werden, aber leider war zu dem Zeitpunkt kein Platz mehr frei. Alle wussten, dass er bald sterben würde. Die Pflegekräfte bemühten sich um ein Ergotherapierezept, damit er während seiner letzten Lebenswochen noch so viel Positives wie nur möglich erleben konnte. Tatsächlich wollten die behandelnden Ärzte zuerst kein Rezept mehr für tiergestützte Ergotherapie ausstellen, weil sie, so wörtlich,*

sagten: „Das bringt doch nichts mehr." Schließlich lenkten sie zum Glück doch noch ein. Herr Walter hatte früher selber einen schwarzen Labrador wie Nero. Nero und ich besuchten Herrn Walter noch zehnmal, bevor er starb, und ich kann behaupten, dass wir ihn jedes Mal mit einem Lächeln zurückließen. Er litt unter sehr großen Schmerzen, die so stark waren, dass er sich selbst nicht mehr aufrichten, geschweige denn Nero streicheln konnte. Herr Walter erfreute sich einfach über den nahen körperlichen Kontakt in seinem Bett zu Nero und genoss zu hören wie Nero atmete, was Herrn Walter wiederum beruhigte. Zum Ende hin musste Herr Walter sogar eine extra stärkere Dosierung Morphium bekommen, damit er es überhaupt aushielt, aber er wollte es so gerne und für Nero tat er es. Ich glaube Nero wusste, was dort geschah. Er verhielt sich immer ganz ruhig und vorsichtig. Herr Walter erzählte mir von seinem Leben, von den Hunden, die er gehabt hatte, bis das Sprechen zu anstrengend wurde und wir nur noch schweigend beieinandersaßen."

KAPITEL SECHS

Erfolgreiches Arbeiten als tiergestützte Ergotherapeutin

Das A und O meines Jobs ist Empathie. Ich stelle mich mit Respekt auf jeden meiner Patienten ein. Dabei bin ich ein offener Mensch und gebe auch Privates von mir preis. Ich bin den Patienten dann als Mensch näher, ohne dabei jedoch eine private Freundschaft aufzubauen.

Natürlich sind eine gute Ausbildung und eine ständige Fortbildung immens wichtig. Man lernt nie aus und gerade der Bereich tiergestützte Therapie ist ständig im Wandel. Auf den Fortbildungsveranstaltungen und Kongressen, die ich besuche, geht es nicht nur um die Neuerungen und Änderungen in meinem Beruf, sondern es besteht in diesem Rahmen auch die Möglichkeit, sich mit anderen tiergestützt arbeitenden Therapeuten auszutauschen.

Wer als tiergestützter Ergotherapeut arbeiten will, der sollte meiner Meinung nach zuerst Berufserfahrung als Ergotherapeut sammeln. Erst danach sollten die tiergestützte Basisausbildung und im Anschluss die Fachkraftausbildung nach ESAAT/ISAAT absolviert werden. Aber auch das Wissen um Hundeerziehung, Hundeverhalten und Hundepsychologie ist von entscheidender Wichtigkeit. Ich als tiergestützt arbeitende Ergotherapeutin muss wissen, warum mein Hund bei einem Patienten so reagiert und nicht anders. Ich muss nonverbale Signale meines Hundes lesen können und entsprechend handeln. Wenn ich sehe, dass mein Hund zum Beispiel unter Stress steht, also stresstypische Signale aussendet, muss ich ihn sofort aus dieser Situation herausholen. Ohne ein fundamentales Wissen über Hunde könnte ich diese Signale nicht erkennen. Tiergestützt Arbeiten heißt natürlich nicht nur zusammen mit Hunden. Auch Pferde, Kaninchen, Meerschweinchen, Ziegen, Esel, Schweine oder Delfine werden tiergestützt zu Therapiezwecken eingesetzt. Es versteht sich von selbst, dass der jeweilige Ergotherapeut ein großes Wissen über „sein" Tier besitzen muss, um erfolgreich – und vor allem gefahrlos – arbeiten zu können.

TIERGESTÜTZTE THERAPIE: EIN VIELSCHICHTIGES THEMA

Der Bereich tiergestützte Therapie ist so umfangreich, dass ein einzelnes Buch niemals alles abdecken kann. So vieles gilt es zu beachten, so vieles erleben wir in unserem Beruf. Mir war es wichtig, in diesem Buch meine ganz eigene Geschichte und meinen Weg in die tiergestützte Therapie zu erzählen, mal persönlich, mal aus wissenschaftlicher Perspektive. Dabei muss ich betonen, dass es sich um „meinen" Weg handelt, der keinen Anspruch auf Allgemeingültigkeit hat. Ich hoffe, ich konnte zeigen, wie vielfältig diese Arbeit ist und welche Chancen sie bietet. Die Menschen, denen ich tagtäglich begegne und die ich und meine Hunde auf ihrem oft schweren Weg ein Stück begleiten dürfen, sind die Hauptpersonen. An jedem Tag, an dem es mir gelingt, das Leben und Leiden meiner Klienten ein Stück weit zu verbessern, haben Nelson, Pepe, Nero, Linda und ich unseren Job gut gemacht. Jede der Geschichten, die in diesem Buch erzählt wird, und all die, die nicht erzählt wurden, bestätigen mich darin, dass ich keinen anderen Beruf ausüben möchte und für mich ganz persönlich den schönsten Job der Welt habe, ganz gleich, wie stressig, fordernd und überraschend er manchmal sein kann.

NACHWORT

Obwohl ich erst seit fünf Jahren tiergestützt als Ergotherapeutin arbeite, hatte ich so viele tolle Geschichten zu erzählen, die ich zusammen mit den Hunden erlebt hatte. Die tiergestützte Arbeit fasziniert mich nach wie vor sehr, insbesondere, welche Wirkung meine Hunde auf die Klienten haben. Das wollte ich unbedingt zu Papier bringen, um auch andere Menschen für die Tiergestützte Therapie zu begeistern und die Wirkungsweisen von Tieren aufzuzeigen.

Man lernt nie aus. Aus diesem Grund, und natürlich weil es mich sehr interessiert, bilde ich mich in der Ergotherapie, der tiergestützten Therapie und der Hundepsychologie regelmäßig fort, sammele Erfahrungen und möchte immer so gut wie möglich vorbereitet sein. Meine Empfehlung an alle, die sich für diese besondere und wunderschöne Arbeit interessieren.

Literaturempfehlungen

Allen K, Shykoff BE. Izzo JL., (2001): Pet ownership, but ace inhibitor therapy, blunts home blood pressure responses to mental stress. Hypertension.

Antonovsky, Aaron (1997): Salutogenese. Zur Entmystifizierung der Gesundheit. Deutsche Herausgabe von Alexa Franke. dgvt-Verlag.

Barker SB., Dawson KS. (1998): The effects of animal-assisted therapy on anxiety ratings of hospitalized Klients psychiatric Klients. Psychiatr. Serv.

Beck CE., Gonzales F., Sells CH., Jones C., Reer T., Zhu YY. (2012): The effects of animal-assisted therapy on wounded warriors in an Occupational Therapy Life Skills program. US Army Med Dep J.

Beetz A. (2003): Bindung als Basis sozialer und emotionaler Kompetenzen. In: Olbrich E., Otterstedt C.: Menschen brauchen Tiere. Grundlagen und Praxis der tiergestützten Pädagogik und Therapie. Kosmos.

Beetz, Sandra: Hunde im Schulalltag: Grundlagen und Praxis Broschiert, Ernst Reinhardt Verlag, 2015.

Cole KM., Gawlinksi A., Steers N., Kotlerman J. (2007): Animal-assisted therapy in Klients hospitalized with heart failure. Am J Crit Care.

Collis GM., MacNicholas J. (1998): A theoretical basis for health benefits of pet ownership, in: Wilson C., Turner D. (eds.): Companion animals in human health. Sage.

Counsell CM., Abram J., Gilbert M. (1997): Animal assisted therapy and the individual with spinal cord injury. SCI Nurs.

Church, J., Williams H., (2001): Another sniffer dog for the clinic? Lancet.

Churchill M., Safaoui J., McCabe B., Baun M.M. (1999): Using a therapy dog to alleviate the agitation and desocialization of people with Alzheimer's disease. Journal of Psychosocial Nursing and Mental Health Services.

Dietz, TJ., Davis D., Pennings J. (2012): Evaluating animal-assisted therapy in group treatment for child sexual abuse. J Child Sex Abuse.

Fine AH. (2010): Handbook on animal-assisted therapy: Theoretical Foundations and Guidelines for Practice. Academic Press, Elsevier.

Friedmann, E., Son H., (2009): The human-companion animal bond: how humans benefit. Vet Clin North Am Small Anim Pract.

Furstenberg, F.F.; Rhodes, P.S., Powell, S.K., Dunlop T. (1984): The effectiveness of pet therapy on nursing home patients suffering with dementia. Gerontologist.

Geiger, T., (1931): Das Tier als geselliges Subjekt. Forschungen zur Völkerpsychologie und Soziologie, 10, 283–307.

Giruc, Mandy: Tiere, mit denen wir lebten: Tiergestützte Biografiearbeit mit Demenzkranken. Schlütersche, 2011.

Handlin L., Hydbring-Sandberg E., Nilsson A., Ejdebäck M., Jansson A., Uvnäs-Moberg K. (2011): Shortterm interaction between dogs and their owners: Effects on oxytocin, Kortisol, insulin und heart rate – an exploratory study. Anthrozoos.

Heady, B. & Grabka, M. M. (2007): Pets and human health in Germany and Australia: national longitudinal results. Social Indicator Research.

Jankowski M., Gonzales-Reyes A., Noiseux N., Gutkoska J., (2012): Oxytocin in the Heart Regeneration, Recent Pat Cariovasc Drug Discovery.

Julius, H. Beetz, A., Kotrschal, K. Turner D. und Uvnäs-Moberg, K (2013): Attachment to Pets. New York: Hogrefe.

Junkers, Anja: Tiergestützte Therapie. Der Hund als Co-Therapeut in der Ergotherapie. Schulz-Kirchner Verlag, 2013.

Kanamori M., Suzuki M., Yamamoto K., Kanda M., Matsui Y., Kojima E., Fukawa H., Sugita T., Miura K., Nagata R., Kiyozuka T., Aoyagi J., Sato R., Eguchi T., Ikeda K., Iwasak, Y. (2001): A day care program and evaluation of animal assisted therapy (AAT) fort he elderly with senile dementia. American Journal of Alzheimer's Diseaseand other Dementias.

Martin F., Farnum J. (2002): Animal-assisted therapy for hildren with pervasive developmental disorders. West J Nurs Res.

Mormann, F., Dubois J., Kombilith S., Milosavejevic M., Cer, M., Ison, M., Tsuchiya N., Kraskov A., Quiroga RG., Adolphs R., Fried I, Koch, C. (2011): A category-specific response to animals in the right human amygdala. Nat Neusoci.

Motooka M., Koike H., Yokohama T., Kennedy NL. (2006): Effect of dog-walking on autonomic nervous acitivity in senior citizens. Med J Aust.

Otterstedt, Carola: Tiergestützte Intervention. Methoden und tiergerechter Einsatz in Therapie, Pädagogik und Förderung. Schattauer, 2006.

Püllen, R., Coy M., Hunger B., Koetter G., Spate M., Richter A. (2013): Animal-assisted therapy for demented Klients in acute care hospitals. Z Gerontol Geriatr.

Scouter, MA., Miller, MD. (2007): Do animal-assisted activities effectively treat depression? A meta-analysis. Anthrozööös 20.

Schneider, MS., Harley, LP. (2006): How dogs influence the evaluation of psychotherapists. Anthrozoös 19.

Sellers DM., (2006): The evaluation of an animal assisted therapy intervention for elders with dementia in longterm care. Activities, Adaptation and Aging.

Serpell, J. A. (1991): Beneficial effects of pet ownership on some aspects of human health and behavior. Journal of the Royal Society of Medicine.

Sobo EJ., Eng B., Kassity-Krich N. (2006): Canine visitation (pet) therapy: pilot data on decreases in child pain perception. J Holst Nurs.

Wesenberg, S. (2014): Tiergestützte Interventionen in der Demenzbetreuung. Springer, Wiesbaden.

Wesley, MC., Minatrea NB., Watson, JC. (2009): Animal-assisted therapy in the treatment of substance dependence. Anthrozoös 22.

Wilson E., (1984): Biophilia. Harvard University Press.

Zakeri N., Bain PG., (2010): Sustained improvement in a Klient with young onset Parkinson's disease after the arrival of a pet dog. J Neurol.

Über die Autorin

Verena Möller ist seit 2008 anerkannte Ergotherapeutin. Nach Tätigkeiten in einer Klinik für Orthopädie und psychosomatische Erkrankungen sowie in einer niedergelassenen Ergotherapiepraxis absolvierte sie 2012 erfolgreich die Weiterbildung zum Therapiebegleithundeteam und 2014 zur Fachkraft für tiergestützte Interventionen – beides nach ESAAT. 2013 gründete sie die Ergotherapiepraxis ErgoDog in Osnabrück, wo sie mit ihren Hunden lebt. Zusammen mit zwei Angestellten – Linda Neubert und Nicole Herzig – arbeitet das Team hoch motiviert und erfolgreich im Bereich der tiergestützten Ergotherapie. Der Puggle Nelson, die Hovawart-Appenzeller-Colli-Mix-Hündin Lotta (mittlerweile in Rente), der Retro-Mops Pepe, der Labrador Nero und die Border-Collie-Hündin Benitha vervollständigen das Team. 2015 besuchte sie Cesar Millan in Los Angeles im Dog Psychology Center und 2017 den renommierten Kynologen Günther Bloch in Nova Scotia, Kanada. Außerdem besitzt sie diverse Weiterbildungen im Bereich der Hundepsychologie.

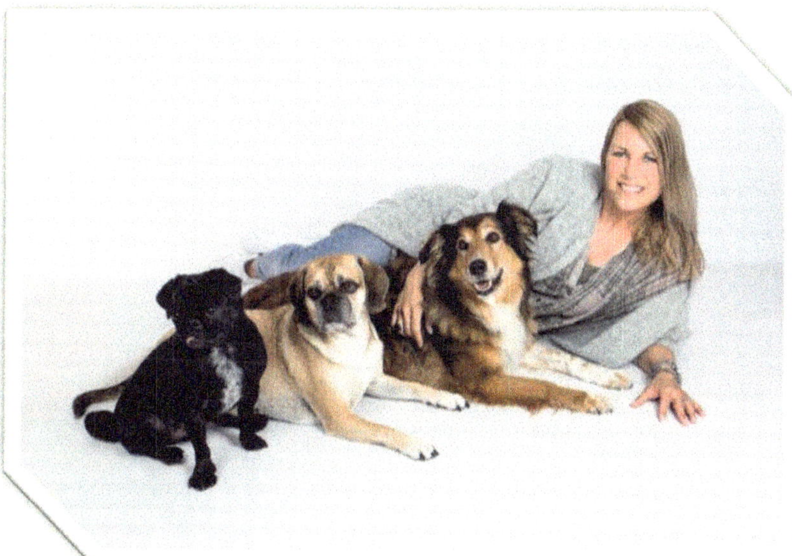

DANKSAGUNG

Als Erstes möchte ich mich natürlich bei Eliana Fischer bedanken, die Lektorin meines Verlags, die mein Buch überzeugt hat, sowie meinen Lektorinnen Sarah Rubal und Katja Back, die dem Manuskript den letzten Schliff gegeben haben.

Danke sagen möchte ich meinen besten und motiviertesten Angestellten, Linda und Nicole, die so tolle Arbeit machen. Ich bin sehr froh, dass ich sie – und natürlich ihre Hunde – in meinem Team habe.

Ich möchte mich auch bei Lena Büker, meiner Freundin und Nachbarin, für den Einsatz von Therapiebegleithund Lotta bedanken. Für fast zwei Jahre war Lotta Bestandteil des ErgoDog-Teams und hat bei der anfänglichen Erziehung von Nelson eine vorbildliche Rolle gespielt. Vielen Dank Euch zwei!

Bedanken möchte ich mich natürlich bei unseren Klienten, die immer an mich geglaubt haben und unsere Arbeit schätzen.

Danke an Herrn Franz Paul vom Paulusheim, seit 25 Jahren Geschäftsführer der St.-Elisabeth-Pflege in Osnabrück. Er hat mir überhaupt erst die Möglichkeit gegeben, tiergestützt zu arbeiten.

Hätte er sich nicht so beharrlich für mich eingesetzt, wäre vielleicht vieles anders gekommen.

Bedanken möchte ich mich bei Cesar Millan und seinem Team sowie Günther Bloch, die mir im Bereich der Hundepsychologie tiefe Einblicke gewährt haben. Zudem hat mir Günther Bloch eine faszinierende Woche in Kanada ermöglicht, mit tollen Gesprächen und interessantem Austausch. Vielen Dank dafür.

Danke an Nadja Lichthardt, Hundetrainerin in Hamburg die ich 2015 bei der Begleitung der Deutschlandtour von Cesar Millan kennengelernt habe. Mit ihr kann ich mich im Bereich der Hundepsychologie austauschen und habe bei Fragen immer eine helfende Hand an meiner Seite.

Danke sagen möchte ich meiner Familie, meinen Eltern und meinem Bruder, für ihre Unterstützung. Sie stehen mir immer mit Rat und Tat zur Seite und haben stets ein offenes Ohr für mich, besonders mein Vater, mit dem ich viel über Berufliches sprechen kann. Ein großes Danke an meine Mama, durch die viele Tiere Einzug in unser Haus erhalten haben. Sie war die treibende Kraft zu Hause, sie, die immer Hunde haben wollte, hat es mir erst ermöglicht, mit Tieren aufzuwachsen.

Meine engsten Freunde, die immer für mich da sind, mich unterstützen und ermutigen, ich danke euch sehr dafür.

Bedanken möchte ich mich natürlich auch bei meinen Hunden, auch bei denen, die schon gestorben sind. Ohne euch wäre das alles gar nicht erst möglich gewesen. Vielen Dank für Eure bedingungslose Liebe!

Entspannungsmethoden für
Assistenz- und Therapiehunde
von Lisa Feldmann

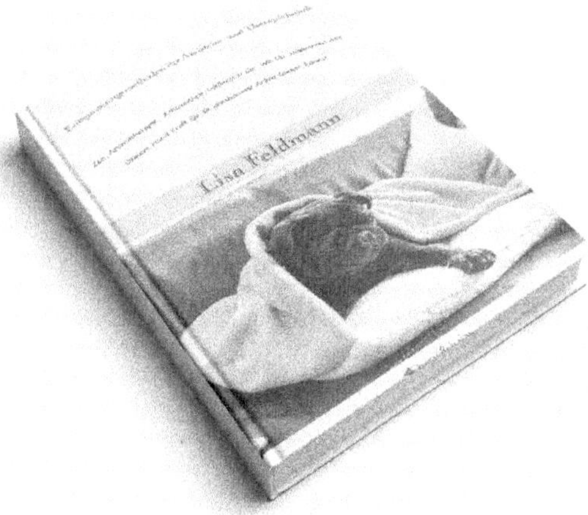

Paperback, 74 Seiten
ISBN: 978-3-944473-27-7

Freizeitmöglichkeiten für
Assistenz- und Therapiehunde
von Olivia Neumann

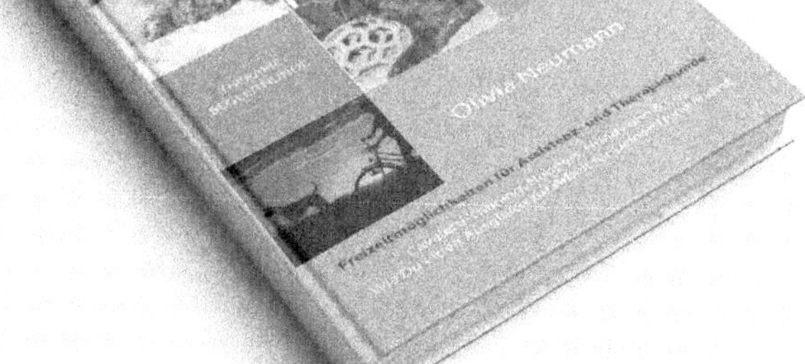

Paperback, 108 Seiten
ISBN: 978-3-944473-42-0